最新国家标准针灸穴位

使用详解（第二版）

睢明河　刘温丽　主编

中国中医药出版社
·北京·

图书在版编目（CIP）数据

最新国家标准针灸穴位使用详解/睢明河，刘温丽主编．—2版．—北京：中国中医药出版社，

2018.7（2023.4重印）

ISBN 978 – 7 – 5132 – 4897 – 6

Ⅰ．①最…　Ⅱ．①睢…②刘…　Ⅲ．①针灸疗法 – 穴位 – 图解　Ⅳ．①R224.4

中国版本图书馆 CIP 数据核字（2018）第 079884 号

中国中医药出版社出版

北京经济技术开发区科创十三街 31 号院二区 8 号楼

邮政编码　100176

传真　010 – 64405721

山东临沂新华印刷物流集团有限责任公司印刷

各地新华书店经销

开本 880 × 1230　1/16　印张 10.75　字数 314 千字

2018 年 7 月第 2 版　2023 年 4 月第 3 次印刷

书号　ISBN 978 – 7 – 5132 – 4897 – 6

定价　88.00 元

网址　www.cptcm.com

服 务 热 线　010 – 64405510

购 书 热 线　010 – 89535836

维 权 打 假　010 – 64405753

微信服务号　zgzyycbs

微商城网址　https://kdt.im/LIdUGr

官 方 微 博　http://e.weibo.com/cptcm

天猫旗舰店网址　https://zgzyycbs.tmall.com

如有印装质量问题请与本社出版部联系(010 – 64405510)

版权专有　侵权必究

《最新国家标准针灸穴位使用详解》(第二版)

编 委 会

主 编 睢明河 刘温丽

副主编 张春艳 王文霞

编 委 (以姓氏笔画为序)

王文霞 刘温丽 吴聪英 张春艳

程莉莉 曾永欣 睢明河

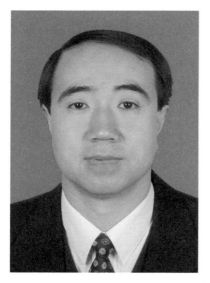

睢明河 教授 主任医师 硕士研究生导师

北京中医药大学针灸推拿专业学士；中国中医科学院针灸推拿专业硕士；北京中医药大学针灸推拿专业博士。现就职于北京中医药大学针灸推拿学院，从事教学、科研、临床工作。

2005年获北京中医药大学针灸推拿学院多媒体教学比赛一等奖，2009年获北京中医药大学针灸治疗学课程优秀主讲教师，2010年获北京中医药大学"育人标兵"荣誉称号。

主编各种专业书籍十余部，副主编及参编各种书籍二十余部。主持国家中医药管理局及北京中医药大学课题5项，参加国家自然科学基金、教育部、国家中医药管理局和北京中医药大学课题二十余项。以第一作者发表专业论文十余篇。应全国中医药行业高等教育"十二五""十三五"规划教材（第九、十版）《针灸学》《经络腧穴学》主编邀请，绘制经络穴位图，获得针灸界好评。

编 写 说 明

一、本书特点

1. 全书正文共有 136 张清晰的彩色图片，每张图都是针对特定的内容，精心设计、量身定做的，力求看图即能定穴。

2. 本书最核心的内容就是腧穴的定位，对腧穴定位做了详细而有创新的论述，对大多穴位的定位除在"国标定位"中阐述外，还在"其他定位"中精选了针灸类书籍的不同定位法或不同描述，并在"详解"的"取穴指南"中加以详细比较和点评，使读者对每个穴位的定位能有更加切实而正确的理解。其中冠名"新世纪"的教材特指中国中医药出版社出版的"新世纪全国高等中医药院校规划教材"。

3. "详解"的"主治归纳"对穴位的主治病证不是简单罗列，而是进行了系统、科学的归类，使读者不仅知其然（治什么），还知其所以然（为什么能治）。以曲池"主治归纳"为例说明：

（1）部位主治：肘劳。

（2）经络主治：手臂痹痛、上肢不遂等上肢病证；咽喉肿痛、齿痛、目赤肿痛等五官科热性病证。

（3）脏腑主治：腹痛等肠胃病证。

（4）穴性主治：吐泻等肠胃病证（本经合穴，"合主逆气而泄"）。

（5）其他主治：热病；高血压；癫狂；隐疹、湿疹、瘰疬等皮肤、外科疾患。

4. 在书末还附加了最新国家标准耳穴图、头针穴线图，以确保读者能一书在手，穴穴在手。不管何种针法，都能得心应手。

二、关于"最新国家标准"

最新国家标准针灸穴位是指中华人民共和国国家标准 GB/T 12346—2006《腧穴名称与定位》（简称《新标准》）。与以往相比，《新标准》主要作了如下调整：

1. 将三焦经、督脉、任脉三条经脉的英文代码分别由 SJ、DU、RN 改为 TE、GV、CV。

2. 穴位的调整

（1）风市：在股部，直立垂手，掌心贴于大腿时，中指尖所指的凹陷中，髂胫束后缘。

以前的定位是：在大腿外侧部的中线上，当腘横纹上 7 寸。或直立垂手时，中指尖处。

（2）中渎：在股部，腘横纹上 7 寸，髂胫束后缘。

以前的定位是：在大腿外侧，当风市下 2 寸，或腘横纹上 5 寸，股外侧肌与股二头肌之间。

注：在古代文献中，中渎穴是在"膝上五寸"，并没有说在腘横纹上 5 寸。"膝"和"腘横纹"是不同概念，在古代文献中，"膝"一般是指髌底（髌骨上缘），而腘横纹大约和髌尖相平，髌尖至髌底为 2 寸，所以"膝上五寸"实际上是腘横纹上 7 寸。《新标准》把它改正过来是一个很大的进步。但关于风市定位的修改中并没有明确说在腘横纹上 9 寸，这是因为在古代的主要文献中只有"直立垂手，

中指尖处"这样的记录。根据目前已有的测量结果，如果以胭横纹至股骨大转子最高点为 19 寸，垂手中指尖处至胭横纹的骨度寸平均约为 9 寸。

（3）箕门：在股前区，髌底内侧端与冲门的连线上 1/3 与下 2/3 交点，长收肌与缝匠肌交角的动脉搏动处（相当于血海上 10 寸或髌底内侧端上 12 寸）。

以前的定位是：在大腿内侧，当血海与冲门连线上，血海上 6 寸。

注：在古代主要的针灸文献中，关于箕门穴的定位都是"鱼腹上越筋间，阴股内动脉应手"。而这个部位就是《新标准》中的"长收肌与缝匠肌交角的动脉搏动处"，约在髌底内侧端与冲门的连线上上 1/3 与下 2/3 交点处，也就是相当于血海上 10 寸，而不是以前的 6 寸。

（4）阴包：在髌底上 4 寸，股薄肌与缝匠肌之间。

以前的定位是：在大腿内侧，当股骨内上髁上 4 寸，股内肌与缝匠肌之间。

注：在古代主要的针灸文献中，关于阴包穴的定位都是"膝上 4 寸，股内廉两筋间"。这里的"膝上"一般是指髌底（髌骨上缘）上，而不是"股骨内上髁上"。

（5）删去了经外奇穴中的"膝眼"条，因为已经有了内膝眼穴和犊鼻（外膝眼）。

（6）印堂：由经外奇穴归至督脉，穴位代码为 CV29。

（7）清冷渊：穴名改为清泠渊（Qīnglíngyuān）。

注：根据《新标准》作者的相关著作解释，按古代文献，清冷渊和清灵二穴都是由清泠渊一穴错误演变而来的。

（8）地仓：只以口角旁开 0.4 寸取穴。

以前的定位是：在面部，口角外侧，上直瞳孔。

注：人的口裂大小有别，口角旁开 0.4 寸不一定能"上直瞳孔"。

（9）丝竹空：眉梢凹陷中，瞳子髎直上。

以前的定位是"眉梢凹陷处"，没有直对瞳子髎。

注：眉梢的位置个体差异较大，用"瞳子髎直上"作为参考，有助于本穴的准确定位。

（10）漏谷：在小腿内侧，内踝尖上 6 寸，胫骨内侧缘后际。

以前的定位是：在小腿内侧，当内踝尖与阴陵泉的连线上，距内踝尖 6 寸，胫骨内侧缘后方（不在胫骨内侧缘后际）。

（11）地机：在小腿内侧，阴陵泉下 3 寸，胫骨内侧缘后际。

以前的定位是：在小腿内侧，当内踝尖与阴陵泉的连线上，阴陵泉下 3 寸（不在胫骨内侧缘后际）。

注：在古代主要的针灸文献中，关于漏谷、地机的定位都是在"骨下陷中"，也就是在胫骨后缘。

（12）急脉：在腹股沟区，横平耻骨联合上缘，前正中线旁开 2.5 寸。

以前的定位是：在腹股沟区，当气冲外下方腹股沟股动脉搏动处（或横平耻骨联合下缘），前正中线旁开 2.5 寸。

（13）交信：在小腿内侧，内踝尖上 2 寸，胫骨内侧缘后际凹陷中（在胫骨后缘）。

以前的定位是：约当复溜穴前 0.5 寸（在胫骨后缘与复溜穴之间）。

（14）胆囊：腓骨小头直下 2 寸。

以往的定位是：在阳陵泉直下 2 寸。

3. 下肢骨度分寸的修改：把髌尖与腘横纹视为同一水平，髌尖至髌底规定为 2 寸，又规定髌尖至内踝尖为 15 寸。

（1）足阳明胃经及足三阴经在大腿部的腧穴如涉及骨度分寸，必须按"髌底至耻骨联合上缘为 18 寸"定取，若足阳明胃经大腿部的腧穴按"腘横纹至股骨大转子高点为 19 寸"定取，必须明白腘横纹至髌底是 2 寸。足少阳胆经在大腿部的腧穴按"腘横纹至股骨大转子高点为 19 寸"定取。足太阳膀胱经大腿部的腧穴按"腘横纹至臀横纹为 14 寸"定取。

（2）足三阴经在小腿部的腧穴必须按"胫骨内侧髁下缘至内踝尖为 13 寸"或"髌尖至内踝尖为 15 寸"来定取。

（3）足三阳经在小腿部的腧穴必须按"腘横纹（髌尖）至外踝尖为 16 寸"来定取。

睢明河　刘温丽
于北京中医药大学针灸推拿学院
2018 年 6 月

目 录

第一部分　针灸取穴基础

一、腧穴的定义、分类和命名

1. 腧穴的定义　腧穴是人体脏腑经络之气输注于体表的特殊部位，也是疾病的反应点和针灸等治疗方法的刺激点。腧，又作"俞"，通"输"，有输注、转输的意思；穴，原义为"土室"，引申为孔隙、空窍、凹陷处。腧穴在《黄帝内经》（简称《内经》）中又有"节""会""气穴""气府""骨空"等名称；《针灸甲乙经》称"孔穴"，《太平圣惠方》称"穴道"，《铜人腧穴针灸图经》通称"腧穴"，《神灸经纶》则称为"穴位"。

腧穴与经络有密切关系。腧穴归于经络，经络联系脏腑，故腧穴与脏腑脉气相通。《素问·调经论》："五脏之道，皆出于经隧，以行血气。"《灵枢·海论》："夫十二经脉者，内属于腑脏，外络于肢节。"明确指出脏腑、经络、腧穴之间的关系。《千金翼方》进一步指出："凡孔穴者，是经络所行往来处，引气远入抽病也。"说明如果在体表的穴位上施以针或灸，就能够"引气远入"而治疗疾病。脏腑病变又可从经络反映到相应的腧穴。《灵枢·九针十二原》说："五脏有疾也，应出十二原，十二原各有所出，明知其原，睹其应，而知五脏之害矣。"

2. 腧穴的分类　人体的腧穴总体上可归纳为十四经穴、奇穴、阿是穴三类。

（1）经穴　凡归属于十二经脉和任、督脉的腧穴，亦即归属于十四经的穴位，总称"经穴"。

经穴均有具体的穴名和固定的位置，分布在十四经循行路线上，有明确的针灸主治证。《内经》多处提到"三百六十五穴"之数，但实际其载有穴名者约有160穴；明代《针灸大成》载有359穴；至清代《针灸逢源》，经穴总数才达361。在2006年发布的中华人民共和国国家标准GB/T 12346—2006《腧穴名称与定位》中，印堂穴由经外奇穴归至督脉，使得经穴总数成为362个。穴位有单穴和双穴之分，任、督脉位于正中，是一名一穴；十二经脉左右对称分布，是一名双穴。

（2）奇穴　是指既有一定的名称，又有明确的位置，但尚未归入十四经系统的腧穴。

这类腧穴的主治范围比较单纯，多数对某些病证有特殊疗效，因而未归入十四经系统，故又称"经外奇穴"。历代文献有关奇穴的记载很多，如《备急千金要方》载有奇穴187个之多，均散见于各类病证的治疗中。当时没有"奇穴"这一称法，只因其取穴法不同于经穴，近人都把它算成奇穴。奇穴的分布较为分散，有的在十四经循行路线上；有的虽不在十四经循行路线上，但却与经络系统有着密切联系；有的奇穴并不是指一个穴位，而是多个穴位的组合，如十宣、八邪、八风、华佗夹脊等。

（3）阿是穴　是指既无固定名称，亦无固定位置，而是以压痛点或病变部位或其他反应点等作为针灸施术部位的一类腧穴，又称"天应穴""不定穴""压痛点"等。

阿是穴多在病变附近，也可在与其距离较远处。因其没有固定的部位，故《扁鹊神应针灸玉龙经》称"不定穴"，《医学纲目》称"天应穴"。其名虽异，意义则同。这种取穴法，出自《内经》所说"以痛为输"。

临床上对于压痛取穴，凡符合经穴或奇穴位置者，应称之为经穴或奇穴名，都不符合者才可称"阿是穴"，用此名以补充经穴、奇穴的不足。

3. 腧穴的命名　腧穴的名称都有一定的意义。故孙思邈《千金翼方》说："凡诸孔穴，名不徒设，皆有深意。"古人对腧穴的命名，取义十分广泛，可谓上察天文，下观地理，中通人事，远取诸物，近取诸身，结合腧穴的分布特点、作用、主治等内容赋予一定的名称。了解腧穴命名的含义，有助于熟悉、记忆腧穴的部位和治疗作用。兹将腧穴命名规律择要分类说明如下：

（1）根据所在部位命名　即根据腧穴所在的人体解剖部位而命名，如腕旁的腕骨、乳下的乳根、面部颧骨下的颧髎等。

（2）根据治疗作用命名　即根据腧穴对某种病证的特殊治疗作用命名，如治目疾的睛明、光明，治水肿的水分、水道，治口眼歪斜的牵正等。

（3）利用天体地貌命名　即根据自然界的天体名称如日、月、星、辰等和地貌名称如山、陵、丘、墟、溪、谷、沟、泽、池、泉、海、渎等，结合腧穴所在部位的形态或气血流注的状况而命名，如日月、上星、太乙、承山、大陵、商丘、丘墟、太溪、合谷、水沟、曲泽、涌泉、小海、四渎等。

（4）参照动植物命名　即根据动植物的名称，以形容腧穴所在部位的形象而命名，如伏兔、鱼际、犊鼻、鹤顶、攒竹等。

（5）借助建筑物命名　即根据建筑物名称来形容某些腧穴所在部位的形态而命名，如天井、印堂、巨阙、脑户、屋翳、膺窗、库房、地仓、梁门等。

（6）结合中医学理论命名　即根据腧穴部位或治疗作用，结合阴阳、脏腑、经络、气血等中医学理论命名，如阴陵泉、阳陵泉、心俞、三阴交、三阳络、百会、气海、血海、神堂、魄户等。

二、 腧穴定位的原则、体位和表述

1. 腧穴定位的原则　腧穴的定位首先应以最近的体表解剖标志为依据；其次是本部位的骨度分寸；再次是指寸法或简便取穴法。要避免用一个部位的骨度分寸或解剖标志来定取另一个部位的腧穴。

2. 腧穴定位的体位　所谓腧穴定位的体位是指描述一个穴位的位置时，所采用的体位。腧穴定位的标准体位一般采用正常人体解剖姿势，即：身体直立，两眼向前平视，双下肢靠拢，足尖朝前，双上肢自然下垂于躯干两侧，手掌朝前。

传统腧穴定位所规定的人体体位与此不完全相同，如将上肢掌心一侧也就是屈侧称为"内侧"，将上肢手背一侧也就是伸侧称为"外侧"。

3. 腧穴定位的表述　腧穴定位尽量采用明确的纵横两坐标法，即两线相交定一点。新标准《腧穴名称与定位》是先确定纵坐标上的距离，再定横坐标上的距离。其中有关解剖名词采用1998年由解剖名词联合委员会制定的最新版《国际标准解剖名词》中的相关术语。

三、 腧穴定位的方法

腧穴定位法，又称取穴法，是指确定腧穴位置的基本方法。确定腧穴位置，要以体表标志为主要依据，在距离标志较远的部位，则于两标志之间折合一定的比例寸，称"骨度分寸"，用此"寸"表示上下左右的距离；取穴时，用手指比量这种距离，则有手指"同身寸"的应用。

常用的腧穴定位方法有体表解剖标志定位法、骨度分寸定位法、手指同身寸定位法和简便定位法4种。

1. 体表解剖标志定位法　体表解剖标志定位法是以人体解剖学的各种体表标志为依据来确定腧穴位置的方法，又称自然标志定位法。人体体表解剖标志可分为固定标志和活动标志两种。

（1）固定标志　有骨节、肌肉所形成的突起、凹陷及五官轮廓、发际、指（趾）甲、乳头、肚脐等，是在自然姿势下可见的标志，可以借助这些标志确定腧穴的位置。如鼻尖取素髎、两眉中间取印堂、两乳中间取膻中、脐旁2寸取天枢、腓骨小头前下方凹陷取阳陵泉等。几个取穴时常用固定标志在体表的确定方法如下（图1-1）：

①第2肋：平胸骨角；或锁骨下触及的肋骨即是第2肋。

②第 4 肋间隙：男性乳头平第 4 肋间隙。

③第 7 颈椎棘突：颈后隆起最高且能随头旋转而转动者为第 7 颈椎棘突。

④第 7 胸椎棘突：直立，两手下垂时，两肩胛骨下角的水平线与后正中线的交点。

⑤第 4 腰椎棘突：两髂嵴最高点连线与后正中线交点。

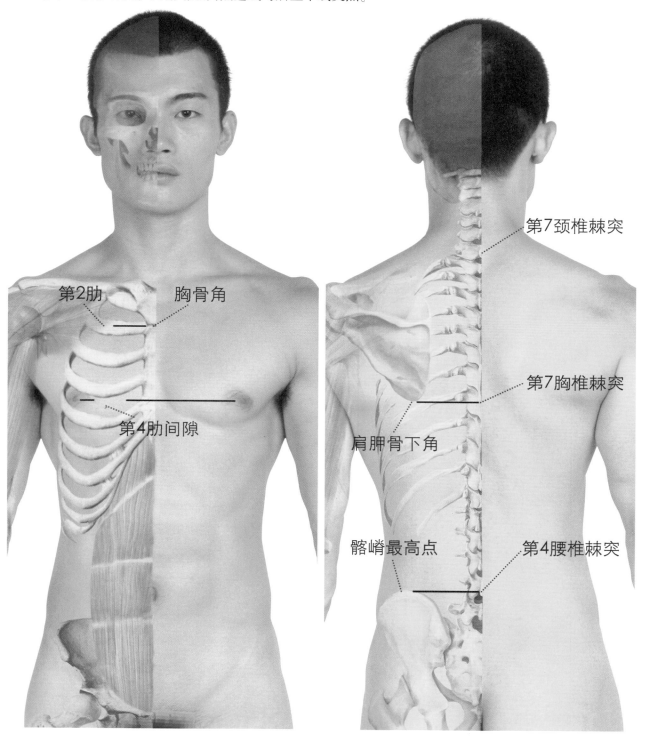

第7颈椎棘突

第2肋　　胸骨角

第4肋间隙

第7胸椎棘突

肩胛骨下角

髂嵴最高点　　第4腰椎棘突

图 1 - 1　常用体表解剖固定标志

（2）活动标志　是指各部的关节、肌肉、皮肤随活动而出现的孔隙、凹陷、皱纹等，是在活动姿势下才会出现的标志，可以借助这些标志来确定腧穴的位置。如耳门、听宫、听会等应张口取，下关应闭口取；又如，外展上臂时肩峰前下方的凹陷中取肩髃。

2. 骨度分寸定位法　骨度分寸定位法是指主要以骨节为标志，将两骨节之间的长度折量为一定的分寸，用以确定腧穴位置的方法。不论男女、老少、高矮、胖瘦，均可按一定的骨度分寸在其自身测量。现时采用的骨度分寸是以《灵枢·骨度》所规定的人体各部的分寸为基础，结合历代医家创用的折量分寸而确定的。常用的骨度分寸见表1-1和图1-2。

表1-1　常用骨度分寸表

分部	起止点	折量寸	度量法	说明
头面部	前发际正中至后发际正中	12寸	直寸	用于确定头部腧穴的纵向距离
	眉间（印堂）至前发际正中	3寸	直寸	当前发际不明时，用于确定前发际（眉心至后发际为15寸）
	第7颈椎棘突下（大椎）至后发际正中	3寸	直寸	用于确定项部腧穴的纵向距离
	两额角发际之间	9寸	横寸	用于确定头前部腧穴的横向距离
	耳后两乳突之间	9寸	横寸	用于确定头后部腧穴的横向距离
胸腹部	胸骨上窝至剑胸结合中点	9寸	直寸	用于确定胸部任脉穴的纵向距离
	剑胸结合中点至脐中	8寸	直寸	用于确定上腹部腧穴的纵向距离
	脐中至耻骨联合上缘	5寸	直寸	用于确定下腹部腧穴的纵向距离
	两乳头之间	8寸	横寸	用于确定胸腹部腧穴的横向距离
	两肩胛骨喙突内侧缘之间	12寸	横寸	用于确定胸部锁骨下腧穴的横向距离
背腰部	肩胛骨内侧缘至后正中线	3寸	横寸	用于确定背腰部腧穴的横向距离
上肢部	腋前、后纹头至肘横纹（平尺骨鹰嘴）	9寸	直寸	用于确定上臂部腧穴的纵向距离
	肘横纹（平尺骨鹰嘴）至腕掌（背）侧远端横纹	12寸	直寸	用于确定前臂部腧穴的纵向距离
下肢部	耻骨联合上缘至髌底	18寸	直寸	用于确定大腿内侧部（足三阴经）及前部（足阳明经）腧穴的纵向距离
	髌底至髌尖	2寸	直寸	用于对比髌底与腘横纹的关系
	髌尖（膝中）至内踝尖	15寸	直寸	用于确定小腿内侧部（足三阴经）腧穴的纵向距离
	胫骨内侧髁下方至内踝尖	13寸	直寸	用于确定小腿内侧部（足三阴经）腧穴的纵向距离
	股骨大转子至腘横纹（平髌尖）	19寸	直寸	用于确定大腿外侧部（足少阳经）腧穴的纵向距离
	臀沟至腘横纹	14寸	直寸	用于确定大腿后部（足太阳经）腧穴的纵向距离
	腘横纹（平髌尖）至外踝尖	16寸	直寸	用于确定小腿前、外、后侧部（足三阳经）腧穴的纵向距离
	内踝尖至足底	3寸	直寸	用于确定足内侧部腧穴的纵向距离

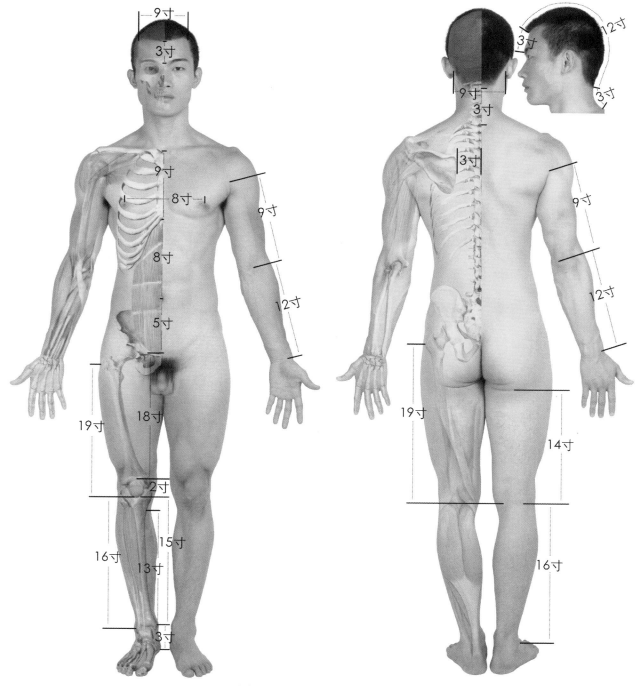

图 1 - 2　常用骨度分寸示意图

3. 手指同身寸定位法　手指同身寸定位法是指依据患者本人手指为尺寸折量标准来量取腧穴的定位方法，又指"指寸法"。常用的手指同身寸有以下 3 种。

（1）中指同身寸　是以患者中指中节桡侧两端纹头（拇、中指屈曲成环形）之间的距离作为 1 寸（图 1 - 3）。这种同身寸法与骨度分寸相比偏长，只可用于小腿部和下腹部的直量，不适合普遍使用。

（2）拇指同身寸　以患者拇指的指间关节的宽度作为 1 寸（图 1 - 4）。

（3）横指同身寸　令患者将食指、中指、无名指和小指并拢，以中指中节横纹为标准，其四指的宽度作为 3 寸（图 1-5）。四指相并名曰"一夫"；用横指同身寸量取腧穴，又名"一夫法"。

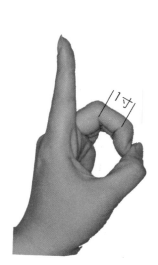

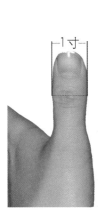

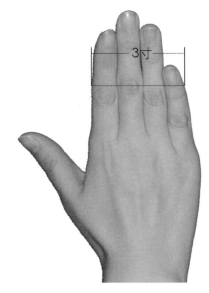

　　图 1-3　中指同身寸　　　　　　图 1-4　拇指同身寸　　　　　　图 1-5　横指同身寸

　　体表标志和骨度分寸是确定腧穴位置的基本方法，手指比量，只能说是应用时的一种配合"手法"。

　　4. 简便定位法　简便定位法是临床中一种简便易行的腧穴定位方法。如立正姿势，手臂自然下垂，其中指端在下肢所触及处为风市；两手虎口自然平直交叉，一手食指压在另一手腕后高骨的上方，其食指尽端到达处取列缺；垂肩屈肘，于平肘尖处取章门；两耳尖直上连线中点取百会等。这些取穴方法只是作为取穴法的参考，同样要以骨度标志为准。

四、 腧穴的主治归纳

　　每个腧穴都有较广泛的主治范围，为使读者易于理解和掌握，本书将腧穴的主治从以下几个方面进行了归纳。

　　1. 部位主治　就是指一个腧穴主治它所在部位的局部或邻近组织、器官的病证。如耳门、听宫、听会等穴在耳部，它们所主治的耳鸣、耳聋就属于这些穴位的局部或邻近组织、器官的病证，也就属于这些穴位的部位主治。

　　2. 经络主治　就是指一个腧穴主治其所属经络或相关经络循行所过部位的病证。如手阳明大肠经温溜穴在前臂部，它所主治的"肩背酸痛"就是它所归经脉所过的病证（手阳明"上肩，出髃骨之前廉，上出于柱骨之会上"）；它所主治的"头痛、咽喉肿痛"等病证就是它相关经脉足阳明胃经（手阳明与足阳明在面部相交接）循行所过的病证（足阳明"出大迎，循颊车，至额颅。其支者，下人迎，循喉咙"）。这些病证也就属于温溜穴的经络主治。

　　3. 脏腑主治　就是指一个腧穴主治它所在经脉属络的脏腑或联系的其他脏腑的病证。如太溪穴所在经脉为足少阴肾经，足少阴肾经"属肾，络膀胱"。太溪穴所主治的耳鸣、耳聋、遗精、阳痿是本经所属脏腑肾的病证；小便频数是本经所络脏腑膀胱的病证。咳嗽、气喘、咯血、胸痛是本经联系的脏腑肺（足少阴"入肺"）的病证。所有这些病证都属于太溪穴的"脏腑主治"。

　　4. 穴性主治　就是指一个腧穴主治与它的特性相关的病证，这里的特性主要是指特定穴。如心俞是心的背俞穴，它所主治的"心痛、心悸"就属于穴性主治。

　　5. 其他主治　就是指一个腧穴的主治不易用以上几条理解、归纳的病证。如承光穴治疗"热病"，就属于其他主治。

五、 特定穴

十四经中具有特殊性能和治疗作用并有特定称号的腧穴，称为特定穴。包括在四肢的五输穴、原穴、络穴、郄穴、八脉交会穴、下合穴；在胸腹、背腰部的背俞穴、募穴；在四肢躯干的八会穴以及全身经脉的交会穴。这些腧穴在十四经中不仅在数量上占有相当的比例，而且在针灸学的基本理论和临床应用方面也有着极其重要的意义。

1. 五输穴

（1）定义　　五输穴是十二经脉分布于肘膝关节以下的五个重要腧穴，即井、荥、输、经、合。各经的五输穴从四肢末端起向肘膝方向依次排列，并以水流大小的不同名称命名，比喻各经脉气自四肢末端向上，像水流一样由小到大、由浅入深的特点。

井穴多位于手足末端，喻作水的源头，是经气所出的部位，即"所出为井"。荥穴多位于掌指或跖趾关节之前，喻作水流尚微，萦迂未成大流，是经气流行的部位，即"所溜为荥"。输穴多位于掌指或跖趾关节之后，喻作水流由小而大，由浅注深，是经气渐盛，由此注彼的部位，即"所注为输"。经穴多位于腕踝关节以上，喻作水流变大，畅通无阻，是经气正盛运行经过的部位，即"所行为经"。合穴位于肘膝关节附近，喻作江河水流汇入湖海，是经气由此深入，进而会合于脏腑的部位，即"所入为合"。

（2）内容（表1-2、表1-3）

表1-2　阴经五输穴表

经脉	五输穴				
	井（木）	荥（火）	输（土）	经（金）	合（水）
手太阴肺经	少商	鱼际	太渊	经渠	尺泽
手厥阴心包经	中冲	劳宫	大陵	间使	曲泽
手少阴心经	少冲	少府	神门	灵道	少海
足太阴脾经	隐白	大都	太白	商丘	阴陵泉
足厥阴肝经	大敦	行间	太冲	中封	曲泉
足少阴肾经	涌泉	然谷	太溪	复溜	阴谷

表1-3　阳经五输穴表

经脉	五输穴				
	井（金）	荥（水）	输（木）	经（火）	合（土）
手阳明大肠经	商阳	二间	三间	阳溪	曲池
手少阳三焦经	关冲	液门	中渚	支沟	天井
手太阳小肠经	少泽	前谷	后溪	阳谷	小海
足阳明胃经	厉兑	内庭	陷谷	解溪	足三里
足少阳胆经	足窍阴	侠溪	足临泣	阳辅	阳陵泉
足太阳膀胱经	至阴	足通谷	束骨	昆仑	委中

（3）临床应用　　主要是按五输主病应用：五输穴各有所主病证。《难经·六十七难》说："井主心

下满，荥主身热，输主体节重痛，经主喘咳寒热，合主逆气而泄。"

井穴：尽管说"井主心下满"，但"心下满"是指胃脘胀满，很少用井穴来治疗。临床多用于昏迷、厥证的急救。

荥穴：主要用于治疗各经热证，阳经主外热，阴经主内热。

输穴：位于腕踝关节附近，阳经输穴主治各经痛证及循经远道病证；阴经输穴即各经原穴，主治所属脏器病证。

经穴：主要用于循经远道作为配穴，治疗寒热、喘咳等。

合穴：阴经合穴用于治疗胸部及腹部病证；足阳经合穴主要用于腑病；手阳经合穴多用于外经病证。

2. 原穴

（1）定义　原穴是脏腑原气经过和留止的腧穴。十二经脉在腕、踝关节附近各有一个原穴，合称为十二原穴。阴经的原穴即本经五输穴的输穴，阳经则于输穴之外另有原穴。

（2）内容（表1-4）

表1-4　十二原穴表

经脉	肺经	大肠经	胃经	脾经	心经	小肠经	膀胱经	肾经	心包经	三焦经	胆经	肝经
原穴	太渊	合谷	冲阳	太白	神门	腕骨	京骨	太溪	大陵	阳池	丘墟	太冲

（3）临床应用　原穴在临床上主要用于脏腑疾病的诊断和治疗。

诊断："五脏有疾，应出十二原"。当脏腑发生病变时，会在原穴表现出来，根据原穴部位出现的异常变化，可以推测判断脏腑功能的盛衰、气血盈亏的变化。

治疗："五脏有疾，当取之十二原"。在临床上，原穴有祛邪和扶正补虚的功能。取用原穴能使三焦原气通达，从而激发原气，调动体内的正气以抗御病邪，临床主要用来治疗五脏的病变。

原穴在具体应用时，还可与其他腧穴相配伍。常用的配伍方法有脏腑原穴相配、原络相配、原俞相配、原合相配等。

3. 络穴

（1）定义　络穴是络脉在本经分出部位的腧穴。十二经脉的络穴位于四肢肘膝关节以下，任脉络发于鸠尾，督脉络发于长强，脾之大络出于大包，合称十五络穴。

（2）内容（表1-5）

表1-5　十五络穴表

经脉	肺经	大肠经	胃经	脾经	心经	小肠经	膀胱经	肾经	心包经	三焦经	胆经	肝经	任脉	督脉	脾之大络
络穴	列缺	偏历	丰隆	公孙	通里	支正	飞扬	大钟	内关	外关	光明	蠡沟	鸠尾	长强	大包

（3）临床应用　主治本络病候：①十五络脉各有所主病证，凡络脉脉气发生异常的证候表现，一般均可选本经络穴治疗。②治疗表里两经的病证：由于十二经的络脉分别走向与之相表里的经脉，故络穴又可治疗表里两经的病证。少数络脉还深入到内脏，如足太阴络"入络肠胃"，手少阴络"入于心中"。这种联系不仅表明该络脉与内脏在生理功能上的联系，而且还直接表明了该络穴的主治所及。

4. 郄穴

（1）定义　郄穴是各经脉在四肢部经气深聚处的穴位。郄穴分布于四肢肘膝关节以下。十二经脉各有一郄穴，阴、阳跷脉及阴、阳维脉在下肢部也各有一郄穴，合为十六郄穴。

（2）内容（表1-6）

表1-6 十六郄穴表

经脉	肺经	大肠经	胃经	脾经	心经	小肠经	膀胱经	肾经	心包经	三焦经	胆经	肝经	阴跷	阳跷	阴维	阳维
郄穴	孔最	温溜	梁丘	地机	阴郄	养老	金门	水泉	郄门	会宗	外丘	中都	交信	跗阳	筑宾	阳交

（3）临床应用 郄穴具有诊断和治疗疾病的双重作用。

诊断：许多急性或慢性病会在郄穴出现不同反应，为诊断疾病提供依据。例如急性胃痛会在足阳明胃经郄穴梁丘出现压痛。

治疗：郄穴主要用于治疗本经脉、本脏腑的急性、发作性、疼痛性病证，其中阴经郄穴还可用于治疗各种出血证。例如胃经郄穴梁丘主治急性胃病；小肠经郄穴养老治疗急性肩背疼痛、落枕；脾经郄穴地机用于治疗痛经、崩漏、便血；肺经郄穴孔最用于治疗哮喘急性发作、咯血、痔疮下血等。

5. 背俞穴

（1）定义 背俞穴是脏腑之气输注于背腰部的腧穴，又称为"俞穴"。六脏六腑各有一背俞穴，共12个。背俞穴均位于背腰部足太阳膀胱经第1侧线上，大体依脏腑位置的高低而上下排列，并分别冠以脏腑之名。

（2）内容（表1-7）

表1-7 六腑背俞穴与募穴表

脏腑	背俞穴	募穴	脏腑	背俞穴	募穴
肺	肺俞	中府	大肠	大肠俞	天枢
心包	厥阴俞	膻中	三焦	三焦俞	石门
心	心俞	巨阙	小肠	小肠俞	关元
脾	脾俞	章门	胃	胃俞	中脘
肝	肝俞	期门	胆	胆俞	日月
肾	肾俞	京门	膀胱	膀胱俞	中极

（3）临床应用

诊断：背俞穴往往是内脏疾患的病理反应点。其表现可有压痛、敏感、迟钝、麻木、皮下组织变异等，具有较高的诊断价值。

治疗：背俞穴的治疗特点主要是扶正补虚、调节脏腑机能，偏于治疗相应脏腑的慢性虚弱性病证。同时，"五脏俞"还可用于治疗所开窍的五官病、所主持的五体病。如肝俞治肝，肾俞治肾，心俞、肺俞调理心肺，脾俞、胃俞调理脾胃。肝主筋，开窍于目，肝俞即可治疗筋病和目疾。脾俞主治腹胀、腹泻，属于脏腑病；脾开窍于口，其华在唇，主四肢肌肉，故脾俞又分别治疗口唇和四肢病变。湿痹久治不愈，致四肢关节、肌肉肿胀疼痛，也可以根据"脾主湿"之理，取脾俞进行治疗。

6. 募穴

（1）定义 募穴是脏腑之气汇聚于胸腹部的腧穴，又称为"腹募穴"。"募"，有聚集、汇合之意。六脏六腑各有一募穴，共12个。募穴均位于胸腹部有关经脉上，其位置与其相关脏腑所处部位相近。

（2）内容（表1-7）

（3）临床应用

诊断：如果某一脏腑发生病变，常常会以多种不同形式的阳性反应从所属募穴上表现出来。例如肺结核患者可在中府穴出现压痛，膀胱结石患者可在中极穴触及结节或条索状反应物等。

治疗：募穴的治疗特点是驱邪泻实，有通调脏腑、行气止痛之功，偏于治疗相应脏腑的急性实证。如中脘通调腑气，治脘腹疼痛；期门疏肝理气，止胁肋疼痛。

7. 八会穴

（1）定义　脏、腑、气、血、筋、脉、骨、髓等精气会聚的8个腧穴，称为八会穴。八会穴分散在躯干部和四肢部，其中脏、腑、气、血、骨之会穴位于躯干部；筋、脉、髓之会穴位于四肢部。

（2）内容　①脏会章门：章门为脾之募穴，五脏皆禀于脾，故为脏会。②腑会中脘：中脘为胃之募穴，六腑皆禀于胃，故为腑会。③气会膻中：膻中位于两乳之间，内为肺，诸气皆属于肺，故为气会。④血会膈俞：心主血，肝藏血，膈俞位居心俞之下，肝俞之上，故为血会。⑤筋会阳陵泉：阳陵泉位于膝下，膝为筋之府；又为胆经合穴、胆之下合穴，胆合肝，肝主筋，故为筋会。⑥脉会太渊：太渊属肺，位于寸口，肺朝百脉，寸口为脉之大会，故为脉会。⑦骨会大杼：大杼位于项后第1胸椎棘突旁，第1胸椎又名杼骨，诸骨自此擎架，连接头身四肢，故为骨会。⑧髓会绝骨（悬钟）：绝骨属胆经，胆主骨所生病，骨生髓，故为髓会。

（3）临床应用　治疗相应组织的病证，如"血会膈俞"，凡咯血、吐血、血崩等血证均可取膈俞治疗；"腑会中脘"，六腑病证如胃痛、吐泻等均可取中脘。

8. 八脉交会穴

（1）定义　八脉交会穴是十二经脉与奇经八脉脉气相通的8个腧穴。八脉交会穴均位于腕踝部的上下。

（2）内容（表1-8）

表1-8　八脉交会穴及配伍主治表

经属	八脉交会穴	通八脉	主治病证
足太阴	公孙	冲脉	胃、心、胸病证
手厥阴	内关	阴维脉	
手少阳	外关	阳维脉	耳、目外眦、侧头、颈肩、胸胁病证
足少阳	足临泣	带脉	
手太阳	后溪	督脉	耳、目内眦、头项、肩胛、腰背病证
足太阳	申脉	阳跷脉	
手太阴	列缺	任脉	肺系、咽喉、胸膈病证
足少阴	照海	阴跷脉	

（3）临床应用　八脉交会穴既可以单独使用，也可以配伍应用。

单独使用：可主治所通奇经的病证。如后溪主治脊柱强痛、角弓反张的督脉病变；公孙主治胸腹气逆的拘急、气上冲心的冲脉病变。

配伍应用：为增强疗效，针灸临床常将八穴分为四组，配成四对简易处方。组合的方法是内关配公孙、列缺配照海、后溪配申脉、外关配足临泣。一个上肢穴配一个下肢穴，为上下配穴的典型代表。

9. 下合穴

（1）定义　下合穴是六腑之气下合于足三阳经的6个腧穴。

《灵枢·本输》指出："六腑皆出足之三阳，上合于手者也。"说明六腑之气都通向下肢，在足三阳经上各有合穴，而手足三阳经又有上下相合的关系。

（2）内容（表1-9）

表1-9　六腑下合穴表

六腑	胃	大肠	小肠	三焦	膀胱	胆
下合穴	足三里	上巨虚	下巨虚	委阳	委中	阳陵泉

（3）临床应用　下合穴主要用于治疗相应的六腑病证。《灵枢·邪气脏腑病形》提出了"合治内腑"的理论，说明六腑病应取用其下合穴。如足三里治胃脘痛，下巨虚治泄泻，上巨虚治肠痈、痢疾，阳陵泉治胆绞痛，委阳、委中治三焦气化失常而引起的癃闭、遗尿等。

10. 交会穴

（1）定义　交会穴是指两经或数经相交会的腧穴。交会穴的分布以头身部为主，四肢部较少，反映了经络根于四肢、结于头身的规律特点。奇经八脉中，除督、任有本经穴外，其余六脉皆通过交会穴交会于十四经。

（2）内容　人体全身的交会穴约有九十多个（略）。

（3）临床应用　主要用于治疗交会经脉所属脏腑、组织的病变。例如大椎为诸阳经之交会穴，能通一身之阳；头维是足阳明、足少阳两经的交会穴，可同时治疗阳明、少阳两经头痛（即偏正头痛）；三阴交为足三阴经交会穴，调理脾、肝、肾有独到之处；关元、中极为任脉与足三阴经交会穴，故能广泛用于治疗属于任脉、足三阴经的病变。

第二部分　十四经穴

一、　手太阴肺经穴

1. 中府（Zhōngfǔ，LU1）　肺之募穴

【国标定位】在胸部，横平第 1 肋间隙，锁骨下窝外侧，前正中线旁开 6 寸（图 2 - 1）。

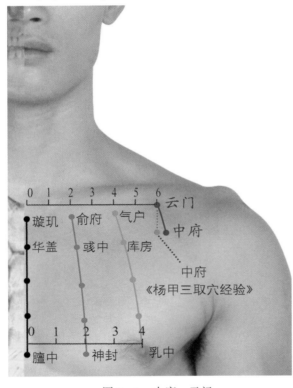

图 2 - 1　中府、云门

【其他定位】《杨甲三取穴经验》：锁骨下缘凹陷中取云门穴，云门穴直下 1 寸即是中府穴。

【详解】

→取穴指南

《国标》规定"两肩胛骨喙突内侧缘之间为 12 寸"。锁骨下窝就在肩胛骨喙突内侧缘，故锁骨下窝至前正中线为 6 寸。但中府穴不在锁骨下窝直下，而在略偏外处，以适应胸部穴位上下形成的弧线。故《杨甲三取穴经验》中的"云门穴直下"的描述不太准确。

与其他穴位的关系：①中府应与内侧的库房、或中、华盖呈一弧形分布，其弧度与第 1 肋间隙弧度相应；②中府与云门穴的连线应与乳中与气户的连线大致相应，而乳中与气户的连线是乳头向上略偏内的弧形曲线。

→主治归纳

（1）部位主治：肩背痛。

（2）脏腑主治：咳嗽、气喘、胸满痛等肺部病证。

（3）穴性主治：本穴为肺的募穴，故为治疗肺病的要穴，常与肺之背俞穴肺俞合用。

【操作】向外斜刺或平刺 0.5～0.8 寸，不可向内深刺，以免伤及内脏。

2. 云门（Yúnmén，LU2）

【国标定位】在胸部，锁骨下窝凹陷中，肩胛骨喙突内缘，前正中线旁开 6 寸（图 2 - 1）。

【其他定位】《杨甲三取穴经验》：正坐位，以手叉腰。锁骨外端下方凹陷处。

【详解】

→取穴指南

《国标》规定的"两肩胛骨喙突内侧缘之间为 12 寸"，使云门穴的定位更加明确无疑，即只要在"锁骨下窝凹陷中"，就同时满足了另一条件"肩胛骨喙突内缘，前正中线旁开 6 寸"。这一骨度分寸的规定对于胸部穴位的定位非常重要，因为有了这一规定，则胸中线至一侧肩胛骨喙突内侧缘就是 6 寸，这样足少阴肾经的俞府穴（旁开中线 2 寸）、足阳明胃经的气户穴（旁开中线 4 寸）就可

以分别按这"6寸"的内1/3和内2/3处来定取。以前关于锁骨下缘的穴位旁开中线几寸，往往无所适从，很多人想当然地以直对乳头为旁开中线4寸，以直对乳头至中线的中点为旁开中线2寸，这都是错误的。

与其他穴位的关系：云门应与内侧的气户、俞府、璇玑呈一弧形分布，其弧度与锁骨下缘弧度相应。

→主治归纳

（1）部位主治：肩背痛。

（2）脏腑主治：咳嗽、气喘、胸痛等肺部病证。

【操作】向外斜刺0.5~0.8寸，不可向内深刺，以免伤及肺脏，引起气胸。

3. 天府（Tiānfǔ，LU3）

【国标定位】在臂前区，腋前纹头下3寸，肱二头肌桡侧缘处（图2-2）。

【详解】

→取穴指南

《国标》所说的"在臂前区"是指在正常人体解剖姿势下的位置。

→主治归纳

（1）部位主治：上臂痛。

（2）经络主治：瘿气（本经：从肺系，横出腋下。"肺系"包括了咽喉、气管的部位）。

（3）脏腑主治：咳嗽、气喘、鼻衄等肺及肺系病证。

【操作】直刺0.5~1寸。

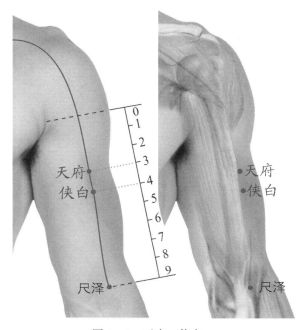

图2-2 天府、侠白

4. 侠白（Xiábái，LU4）

【国标定位】在臂前区，腋前纹头下4寸，肱二头肌桡侧缘处（图2-2）。

【其他定位】新世纪《经络腧穴学》：在臂内侧面，肱二头肌桡侧缘，腋前纹头下4寸，或肘横纹上5寸处。

【详解】

→取穴指南

参见天府。

→主治归纳

（1）部位主治：上臂痛。

（2）脏腑主治：咳嗽、气喘等肺系病证。

（3）经络主治：干呕（还循胃口）。

【操作】直刺0.5~1寸。

5. 尺泽（Chǐzé，LU5）　合穴

【国标定位】在肘区，肘横纹上，肱二头肌腱桡侧缘凹陷中（图2-3）。

【其他定位】新世纪《经络腧穴学》：在肘横纹中，肱二头肌腱桡侧凹陷处。

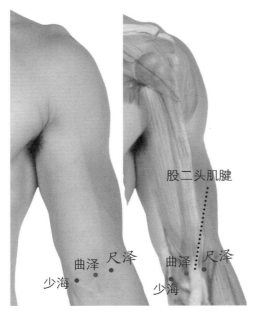

图 2 - 3　尺泽

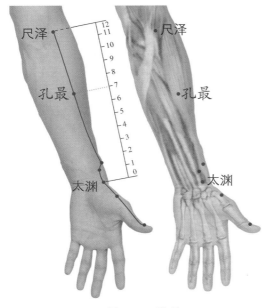

图 2 - 4　孔最

【操作】直刺 0.5 ~ 1 寸。

7. 列缺（Lièquē，LU7）　络穴；八脉交会穴（通任脉）

【国标定位】在前臂，腕掌侧远端横纹上 1.5 寸，拇短伸肌腱与拇长展肌腱之间，拇长展肌腱沟的凹陷中（图 2 - 5）。

【其他定位】

（1）《杨甲三取穴经验》：桡骨茎突的起点。

（2）《针灸大成》：去腕侧上一寸五分，以两手交叉，食指尽处，两筋骨罅中（罅：缝隙）。

【详解】

→取穴指南

新世纪《经络腧穴学》中提到的"在肘横纹中"容易让人误解为"肘横纹的中点"，所以《国标》在该穴的描述中只用了"在肘区，肘横纹上"，没有强调"在肘横纹中"。

→主治归纳

（1）部位主治：肘臂挛痛。

（2）脏腑主治：咳嗽、气喘、咯血、咽喉肿痛等肺系实热性病证。

（3）穴性主治：局部静脉点刺出血治疗急性吐泻、中暑、小儿惊风等急性病证（本穴为合穴，"合主逆气而泄"）。

【操作】直刺 0.8 ~ 1.2 寸，或点刺出血。

6. 孔最（Kǒngzuì，LU6）　郄穴

【国标定位】在前臂前区，腕掌侧远端横纹上 7 寸，尺泽与太渊连线上（图 2 - 4）。

【其他定位】《杨甲三取穴经验》：掌后第一横纹上 7 寸，在桡骨的尺侧边。

【详解】

→取穴指南

《国标》的统一称谓"腕掌侧远端横纹"，较之以前的"腕横纹"、"掌后第一横纹"更为准确、明了。

另外，关于穴位的定位，用两穴的连线为依据有不方便和不准确的缺点，因此寻找最近的自然标志，如《杨甲三取穴经验》"在桡骨的尺侧边"这种取法更为可靠、实用。

→主治归纳

（1）部位主治：肘臂挛痛。

（2）脏腑主治：咳嗽、气喘、咽喉肿痛、热病无汗等肺系病证。

（3）穴性主治：咯血、鼻衄、痔血（阴经的郄穴善治出血性疾病）。

【详解】

→取穴指南

《国标》中"拇短伸肌腱与拇长展肌腱之间"的表述欠妥，因为在腕横纹上1.5寸，肯定是到桡骨茎突处了，而这里的拇长展肌和拇短伸肌多数位于共同的骨纤维性管中，从体表是找不到它们之间的缝隙的。

列缺穴的"列"，是排列的意思；"缺"，是凹陷的意思。古代称闪电和天际裂缝为列缺。说明此穴应在一个凹陷中，再结合《针灸大成》所说的"骨罅中"，故此穴的最佳表述应为：在前臂，腕掌侧远端横纹上1.5寸，桡骨茎突上方凹陷处。

→主治归纳

（1）脏腑主治：①外感头痛、项强等邪在肺卫的病证；②咳嗽、气喘、咽喉肿痛等肺系病证。

（2）穴性主治：①齿痛、口眼歪斜（列缺为本经络穴，还可治表里经手阳明大肠经病证，手阳明大肠经入下齿中，还出夹口）；②慢性咽痛（列缺为八脉交会穴，通任脉。任脉：上关元，至咽喉。治疗时常与照海相配）。

【操作】向上斜刺0.5～0.8寸。

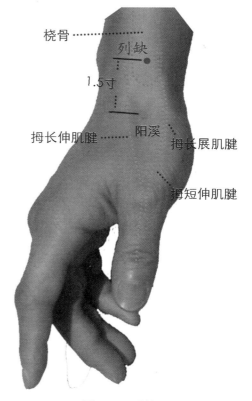

图2-5 列缺

8. 经渠（Jīngqú，LU8） 经穴

【国标定位】在前臂前区，腕掌侧远端横纹上1寸，桡骨茎突与桡动脉之间（图2-6）。

【其他定位】《杨甲三取穴经验》：在桡骨茎突的高点掌面骨边。

→主治归纳

（1）部位主治：手腕痛。

（2）脏腑主治：咳嗽、气喘、胸痛、咽喉肿痛等肺系病证。

【操作】避开桡动脉，直刺0.3～0.5寸。

9. 太渊（Tàiyuān，LU9） 输穴；原穴；八会穴之脉会

【国标定位】在腕前区，桡骨茎突与舟状骨之间，拇长展肌腱尺侧凹陷中（图2-6）。

【其他定位】

（1）五版《针灸学》：掌后腕横纹桡侧端，桡动脉的桡侧凹陷中。

（2）《杨甲三取穴经验》：在大多角骨的桡侧，掌后第一横纹上。

（3）《针灸大成》：掌后内侧横纹头，动脉中。

【详解】

→取穴指南

对于太渊穴的定位，以上几种描述没有太大差别。《国标》未提及在腕掌侧横纹上，又增加了一个

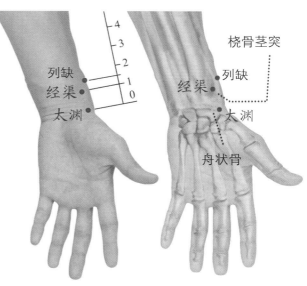

图2-6 经渠、太渊

解剖名词"舟状骨",虽舟状骨在腕掌面很难摸到,但可理解为桡骨茎突下缘,比"腕掌侧远端横纹"更客观,另一个坐标用"拇长展肌腱"比"桡动脉"更客观。

→主治归纳

(1)部位主治:腕臂痛。

(2)脏腑主治:外感、咳嗽、气喘、咽喉肿痛、胸痛等肺系疾患。

(3)穴性主治:无脉症(脉会太渊)。

【操作】避开桡动脉,直刺0.3~0.5寸。

10. 鱼际(Yújì,LU10) 荥穴

【国标定位】在手外侧,第1掌骨桡侧中点赤白肉际处(图2-7)。

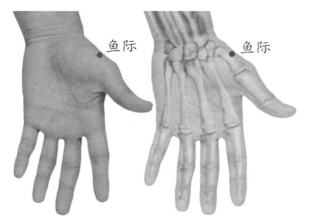

图2-7 鱼际

【其他定位】

(1)新世纪《经络腧穴学》:在手拇指本节(第一掌指关节)后凹陷处,约当第1掌骨中点桡侧,赤白肉际处。

(2)《杨甲三取穴经验》:在掌指关节后方,掌面骨边。

(3)《针灸大成》:大指本节后,内侧白肉际陷中。

【详解】

→取穴指南

《国标》和新世纪《经络腧穴学》关于此穴的定位简洁明了。《杨甲三取穴经验》的定位比前面的定位靠下,但与《针灸大成》的记载一致。

→主治归纳

(1)脏腑主治:咳嗽、哮喘、咯血等肺系病证。

(2)穴性主治:咽喉肿痛、失音、发热等肺系热性病证(鱼际为肺经荥穴,能泄本经及本脏腑之热)。

【操作】直刺0.8~0.5寸。治小儿疳积可用割治法。

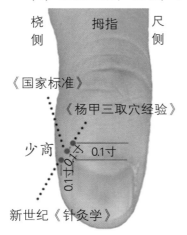

图2-8 少商

11. 少商(Shàoshāng,LU11) 井穴

【国标定位】在手指,拇指末节桡侧,指甲根角侧上方0.1寸(图2-8)。

【其他定位】

(1)《杨甲三取穴经验》:在拇指桡侧爪甲角的根部。

(2)新世纪《针灸学》:拇指桡侧指甲角旁0.1寸。

【详解】

→取穴指南

各种取法都认为是在拇指桡侧指甲根角处,但略有差别,很难说哪个最正确。全身共有10个井穴在指(趾)甲根角处,取法类似。

→主治归纳

(1)部位主治:指肿、麻木。

(2)脏腑主治:咳嗽、失音、咽喉肿痛、鼻衄等肺系实热证。

（3）穴性主治：高热、昏迷、癫狂。

【操作】浅刺0.1寸，或点刺出血。

二、 手阳明大肠经穴

1. 商阳（Shāngyáng，LI1） 井穴

【国标定位】在手指，食指末节桡侧，指甲根角侧上方0.1寸（图2-9）。

【其他定位】

（1）新世纪《针灸学》：食指桡侧指甲根角旁约0.1寸。

（2）《杨甲三取穴经验》：食指桡侧爪甲角的根部。

【详解】

→取穴指南

参见少商。

→主治归纳

（1）部位主治：手指麻木。

（2）经络主治：齿痛、咽喉肿痛（大肠经：入下齿中，络肺；与足阳明胃经相接。足阳明胃经：入上齿中，循喉咙)。

（3）穴性主治：热病、昏迷等热证、急症。

【操作】浅刺0.1寸，或点刺出血。

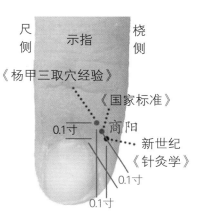

图2-9 商阳

2. 二间（Èrjiān，LI2） 荥穴

【国标定位】在手指，第2掌指关节桡侧远端赤白肉际处（图2-10）。

【其他定位】新世纪《针灸学》：微握拳，当食指桡侧，第2掌指关节前凹陷中。

【详解】

→取穴指南

《国标》中用"远端"比"前"更符合解剖术语。

→主治归纳

（1）经络主治：齿痛、鼻衄、咽喉肿痛、目痛等五官疾患（大肠经：入下齿中，上夹鼻孔；与足阳明胃经相接。足阳明胃经：交颊中，旁纳太阳之脉，入上齿中，循喉咙)。

（2）穴性主治：热病。

【操作】直刺0.2~0.3寸。

3. 三间（Sānjiān，LI3） 输穴

【国标定位】在手背，第2掌指关节桡侧近端凹陷中（图2-10）。

【其他定位】新世纪《针灸学》：微握拳，当食指桡侧，第2掌指关节后凹陷中。

【详解】

→取穴指南

参见二间。

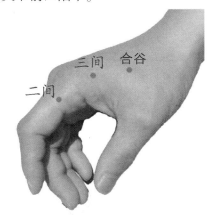

图2-10 二间、三间

→主治归纳

（1）部位主治：手背肿痛。

（2）经络主治：同二间。

（3）脏腑主治：腹胀、肠鸣等肠腑病证。

【操作】直刺0.3～0.5寸。

4. 合谷（Hégǔ，LI4）　原穴

【国标定位】在手背，第2掌骨桡侧的中点处（图2－11）。

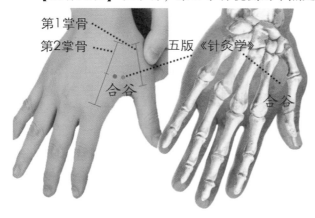

图2－11　合谷

第1掌骨

第2掌骨

五版《针灸学》

合谷

合谷

【其他定位】

（1）新世纪《针灸学》：在手背，第1、2掌骨之间，当第2掌骨桡侧的中点处。

（2）五版《针灸学》：在手背，平第2掌骨中点，当第1、2掌骨之间。

（3）《杨甲三取穴经验》：第1、2掌骨相交处和虎口之间。

（4）简便取穴法1：以一手的拇指指间关节横纹，放在另一手拇、食指之间的指蹼缘上，当拇指尖下是穴。

（5）简便取穴法2：将拇、食指并拢，拇、食指之间的指蹼隆起的最高点即是。

【详解】

→取穴指南

《国标》和新世纪《针灸学》都强调"第2掌骨桡侧"，其他定位基本上都在第1、2掌骨之间。简便取穴法主要供初学者用。

→主治归纳

（1）经络主治：①上肢疼痛、不遂；②头痛、目赤肿痛、齿痛、鼻衄、咽喉肿痛、口眼歪斜、牙关紧闭、痄腮、耳聋等头面五官诸疾（大肠经：入下齿中，上夹鼻孔，络肺；与足阳明胃经相接。足阳明胃经：起于鼻，交频中，旁纳太阳之脉，下循鼻外，入上齿中，还出夹口，环唇，出大迎，循颊车，上耳前，至额颅，循喉咙）；③经闭、滞产、腹痛等妇产科病证（胃经：其支者，起于胃口，下循腹里，下至气街中而合）。

（2）其他主治：发热恶寒等外感病证，热病无汗或多汗。

【操作】直刺0.5～1寸，针刺时手呈半握拳状。孕妇不宜针。

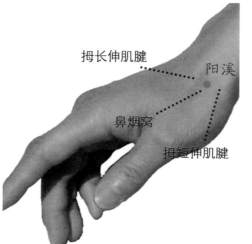

拇长伸肌腱

阳溪

鼻烟窝

拇短伸肌腱

图2－12　阳溪

5. 阳溪（Yángxī，LI5）　经穴

【国标定位】在腕区，腕背侧远端横纹桡侧，桡骨茎突远端，解剖学"鼻烟窝"凹陷中（图2－12）。

【其他定位】新世纪《针灸学》：腕背横纹桡侧，当拇短伸肌腱与拇长伸肌腱之间的凹陷中。

【详解】

→取穴指南

手拇指充分外展和后伸时，手背外侧部拇长伸肌腱与拇

短伸肌腱之间形成的一明显凹陷——解剖学"鼻烟窝"，其最凹陷处即本穴。

→主治归纳

（1）部位主治：手腕痛。

（2）经络主治：头痛、齿痛、咽喉肿痛、目赤肿痛、耳聋等头面五官疾患（大肠经：入下齿中，络肺；与足阳明胃经相接。足阳明胃经：起于鼻，交頞中，旁纳太阳之脉，下循鼻外，入上齿中，上耳前，至额颅，循喉咙）。

【操作】直刺0.5~0.8寸。

6. 偏历（Piānlì，LI6）　　络穴

【国标定位】在前臂，腕背侧远端横纹上3寸，阳溪与曲池连线上（图2-13）。

【其他定位】《杨甲三取穴经验》：屈肘侧置体位，阳溪上3寸，桡骨外侧。

【详解】

→取穴指南

如果偏历取在阳溪与曲池的连线上，则正好在桡骨上，不能直刺。而且阳溪与曲池相距较远，连线不便，不如以最近的骨骼为标志好。《杨甲三取穴经验》直接描述为"桡骨外侧"（相当于在标准体位下的桡骨后缘），这样定位更客观，也指明了针刺的方向，更实用。

→主治归纳

（1）部位主治：手臂酸痛。

（2）经络主治：目赤、耳聋耳鸣、鼻衄等五官疾患（同阳溪）。

（3）穴性主治：水肿（本穴偏于利尿）。

【操作】直刺或斜刺0.5~0.8寸。

7. 温溜（Wēnliū，LI7）　　郄穴

【国标定位】在前臂，腕背侧远端横纹上5寸，阳溪与曲池连线上（图2-13）。

【其他定位】

（1）《杨甲三取穴经验》：屈肘侧置体位，阳溪上5寸，桡骨外侧。

（2）新世纪《经络腧穴学》：屈肘，在前臂背面桡侧，当阳溪与曲池的连线上，腕横纹上5寸。

【详解】

→取穴指南

参见偏历。

→主治归纳

（1）经络主治：①肩背酸痛（大肠经：循臂上廉，入肘外廉，上臑外前廉，上肩）；②头痛、面肿、咽喉肿痛等头面病证（大肠经与足阳明胃经相接。足阳明胃经：下交承浆，却循颐后下廉，出大迎，循颊车，至额颅。其支者，下人迎，循喉咙）。

（2）脏腑主治：急性肠鸣等肠腑病证。

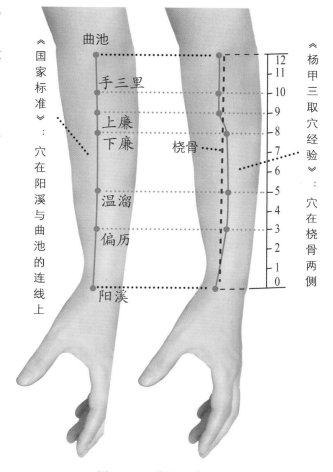

图2-13　偏历—手三里

（3）穴性主治：腹痛（郄穴治疗急性痛证）。

（4）其他主治：疔疮。

【操作】直刺0.5～1寸。

8. 下廉（Xiàlián，LI8）

【国标定位】在前臂，肘横纹下4寸，阳溪与曲池连线上（图2-13）。

【其他定位】《杨甲三取穴经验》：屈肘侧置体位，曲池下4寸，桡骨外侧。

【详解】

→取穴指南

参见偏历。

→主治归纳

（1）部位主治：肘臂痛。

（2）经络主治：头痛、眩晕、目痛（大肠经与足阳明胃经相接。足阳明胃经：起于鼻，交频中，旁纳太阳之脉，上耳前，至额颅）。

（3）脏腑主治：腹胀，腹痛。

【操作】直刺0.5～1寸。

9. 上廉（Shànglián，LI9）

【国标定位】在前臂，肘横纹下3寸，阳溪与曲池连线上（图2-13）。

【其他定位】《杨甲三取穴经验》：屈肘侧置体位，曲池下3寸，桡骨内侧。

【详解】

→取穴指南

参见偏历。

→主治归纳

（1）部位主治：肘臂痛。

（2）经络主治：①半身不遂、手臂麻木等上肢病证；②头痛（大肠经与足阳明胃经相接。足阳明胃经：至额颅）。

（3）脏腑主治：肠鸣腹痛。

【操作】直刺0.5～1寸。

10. 手三里（Shǒusānlǐ，LI10）

【国标定位】在前臂，肘横纹下2寸，阳溪与曲池连线上（图2-13）。

【其他定位】《杨甲三取穴经验》：前臂侧立位，曲池下2寸，桡骨内侧。

【详解】

→取穴指南

参见偏历。

→主治归纳

（1）经络主治：①手臂无力、上肢不遂等上肢病证；②齿痛、颊肿（大肠经：入下齿中；与足阳明胃经相接。足阳明胃经：入上齿中；却循颐后下廉，出大迎，循颊车）。

（2）脏腑主治：腹痛，腹泻。

【操作】直刺0.8～1.2寸。

11. 曲池（Qūchí，LI11）合穴

【国标定位】在肘区，尺泽与肱骨外上髁连线的中点处（图2-14）。

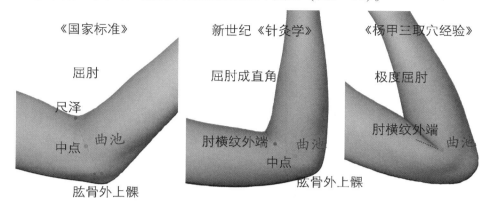

图2-14　曲池

【其他定位】

（1）新世纪《经络腧穴学》：屈肘，尺泽与肱骨外上髁连线的中点处。

（2）《杨甲三取穴经验》：极度屈肘时，肘横纹桡侧头。

（3）新世纪《针灸学》：屈肘成直角，在肘横纹外侧端与肱骨外上髁连线中点。

【详解】

→取穴指南

《国标》和新世纪《经络腧穴学》定位中的尺泽与肱骨外上髁的位置明确、固定，所以这两点的连线中点曲池穴也就很明确，但相对繁琐。《杨甲三取穴经验》中的定位简单、易行，但当患者肘功能障碍，不能极度屈曲时就难以用此法取该穴。新世纪《针灸学》中的屈肘成直角时的肘横纹外侧端不太明确，影响准确取穴；而且以肘横纹外侧端与肱骨外上髁连线中点取出的曲池穴较前两种更靠外侧。

→主治归纳

（1）部位主治：肘劳。

（2）经络主治：①手臂痹痛、上肢不遂等上肢病证；②咽喉肿痛、齿痛、目赤肿痛等五官科热性病证。

（3）脏腑主治：腹痛等肠胃病证。

（4）穴性主治：吐泻等肠胃病证（"合主逆气而泄"）。

（5）其他主治：①热病；②高血压；③癫狂；④隐疹、湿疹、瘰疬等皮肤、外科疾患。

【操作】直刺0.5~1寸。

12. 肘髎（Zhǒuliáo，LI12）

【国标定位】在肘区，肱骨外上髁上缘，髁上嵴的前缘（图2-15）。

【其他定位】《杨甲三取穴经验》：肱骨外上髁上1寸，肱骨外缘骨边。

【详解】

→取穴指南

《杨甲三取穴经验》说在肱骨外缘骨边，实际上应说成肱骨后缘骨边，这与《国标》在说法上有所不同。

→主治归纳

部位主治：肘臂部疼痛、麻木、挛急等局部病证。

【操作】直刺0.5~1寸。

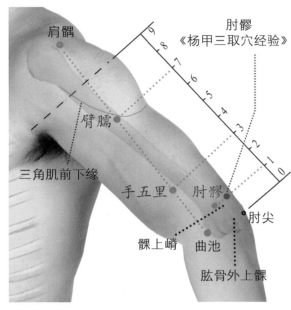

图2－15　肘髎—臂臑

13. 手五里（Shǒuwǔlǐ，LI13）

【国标定位】在臂部，肘横纹上3寸，曲池与肩髃连线上（图2－15）。

【其他定位】

（1）《杨甲三取穴经验》：肱骨外上髁上3寸，肱骨内缘骨边。

（2）新世纪《经络腧穴学》：在臂外侧部，当曲池与肩髃连线上，曲池上3寸。

【详解】

→取穴指南

《国标》和新世纪《经络腧穴学》都用了两穴连线，这两个穴位相距较远，连线并不容易，取穴难以准确。《杨甲三取穴经验》说在肱骨内缘骨边，即肱骨前缘骨边，更方便、客观。

→主治归纳

（1）部位主治：肘臂挛痛。

（2）经络主治：瘰疬（大肠经：下入缺盆，络肺。其支者，从缺盆，上颈贯颊）。

【操作】避开动脉，直刺0.5～1寸。

14. 臂臑（Bìnào，LI14）

【国标定位】在臂部，曲池上7寸，三角肌前缘处（图2－15）。

【其他定位】《杨甲三取穴经验》：三角肌前下缘与肱骨的交点处。

【详解】

→取穴指南

《国标》的"曲池上7寸，三角肌前缘处"与《杨甲三取穴经验》中的"三角肌前下缘与肱骨的交点处"的位置基本一致，但后者更强调使用局部的体表标志，更符合针灸取穴的基本原则。

→主治归纳

（1）部位主治：肩臂疼痛不遂。

（2）经络主治：①颈项拘挛等颈项病证；②瘰疬；③目疾。

【操作】直刺或向上斜刺0.8～1.5寸。

15. 肩髃（Jiānyú，LI15）

【国标定位】在三角肌区，肩峰外侧缘前端与肱骨大结节两骨间凹陷中（图2－16）。

【其他定位】

（1）《杨甲三取穴经验》：肩峰前缘直下骨下凹陷中。

（2）新世纪《经络腧穴学》：在肩部，三角肌上，臂外展，或向前平伸时，当肩峰前下方凹陷处。

（3）新世纪《针灸学》：屈臂外展，肩峰外侧缘前后端呈现两个凹陷，前一较深凹陷即本穴，后一凹陷为肩髎。

【详解】

→取穴指南

《国标》关于该穴的定位用了两个局部解剖标志"肩峰外侧缘前端与肱骨大结节"，这非常客观，但"肩峰外侧缘前端"不易在体表摸取。《杨甲三取穴经验》中该穴的定位是先用手指摸到锁骨肩峰端前缘,然后直向外下滑动到肩峰端的下缘凹陷即是肩髃,这个方法客观、可靠。新世纪《经络腧穴学》和《针灸学》定取该穴找"凹陷"的方法,在临床上不实用。我们知道肩髃穴经常用于治疗肩周炎,而肩周炎的患者肩关节功能障碍,外展受限;用于治疗中风半身不遂时,患者肩部肌肉长期废用而萎缩,也难以找到肩峰部的凹陷。

→主治归纳

(1)部位主治:肩臂挛痛。

(2)经络主治:上肢不遂等上肢病证。

(3)其他主治:隐疹。

【操作】直刺或斜刺0.8~1.5寸。肩周炎宜向肩关节直刺,上肢不遂宜向三角肌方向斜刺。

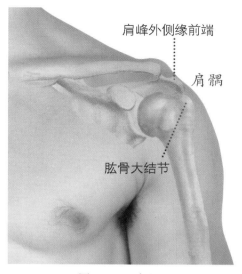

图2-16 肩髃

16. 巨骨(Jùgǔ,LI16)

【国标定位】在肩胛区,锁骨肩峰端与肩胛冈之间凹陷中(图2-17)。

【其他定位】《杨甲三取穴经验》:锁骨肩峰端与肩胛冈结合部的凹陷中。

【详解】

→取穴指南

各教材、书籍关于该穴的定位基本一样。

→主治归纳

(1)部位主治:肩臂挛痛、臂不举等。

(2)经络主治:瘰疬,瘿气。

【操作】直刺,微斜向外下方,进针0.5~1寸。直刺不可过深,以免刺入胸腔造成气胸。

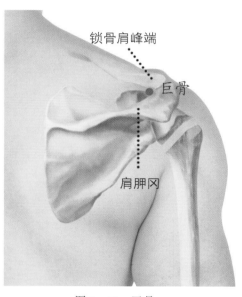

图2-17 巨骨

17. 天鼎(Tiāndǐng,LI17)

【国标定位】在颈部,横平环状软骨,胸锁乳突肌后缘(图2-18)。

【其他定位】

(1)新世纪《针灸学》:扶突穴直下1寸,胸锁乳突肌后缘。

(2)《杨甲三取穴经验》:扶突下1寸,当胸锁乳突肌的胸骨头与锁骨头结合处。

【详解】

→取穴指南

《国标》的定位方法非常好,"环状软骨"可在喉结下很清楚地摸到(约在喉结下1寸),所以定位很容易。新世纪《针灸学》和《杨甲三取穴经验》关于该穴的定位都要先找到"扶突",再下1寸,涉及他穴,略显麻烦。

→主治归纳

部位主治:①暴喑气哽、咽喉肿痛、吞咽困难等咽喉病证;②瘰疬、瘿气。

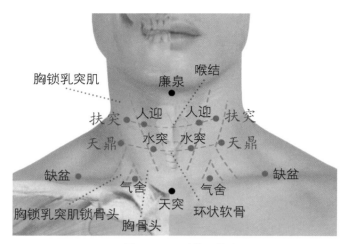

图 2 - 18　天鼎、扶突

【操作】 直刺 0.5 ~ 0.8 寸。

18. 扶突（Fútū，LI18）

【国标定位】 在胸锁乳突肌区，横平喉结，胸锁乳突肌前、后缘中间（图 2 - 18）。

【其他定位】

（1）《杨甲三取穴经验》：平甲状软骨（即结喉），胸锁乳突肌的肌中。

（2）新世纪《经络腧穴学》：在颈外侧部，结喉旁，当胸锁乳突肌的前、后缘之间。

【详解】

→取穴指南

各种定位方法的位置基本一样。

→主治归纳

（1）部位主治：①咽喉肿痛、暴喑、吞咽困难、呃逆等咽喉病证；②颈部手术针麻用穴；③瘿气，瘰疬。

（2）脏腑主治：咳嗽，气喘（大肠经：络肺）。

【操作】 直刺 0.5 ~ 0.8 寸。注意避开颈动脉，不可过深。一般不使用电针，以免引起迷走神经反应。

19. 口禾髎（Kǒuhéliáo，LI19）

【国标定位】 在面部，横平人中沟上 1/3 与下 2/3 交点，鼻孔外缘直下（图 2 - 19）。

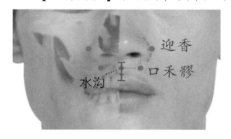

图 2 - 19　口禾髎、迎香

【其他定位】 新世纪《经络腧穴学》：在上唇部，鼻孔外缘直下，平水沟穴。

【详解】

→取穴指南

各种定位方法基本一样。

→主治归纳

部位主治：鼻塞、鼽衄、口歪、口噤等病证。

【操作】 直刺或斜刺 0.3 ~ 0.5 寸。

20. 迎香（Yíngxiāng，LI20）

【国标定位】 在面部，鼻翼外缘中点旁，鼻唇沟中（图 2 - 19）。

【其他定位】 新世纪《针灸学》：在鼻翼外缘中点旁开约 0.5 寸，当鼻唇沟中。

【详解】

→取穴指南

《国标》的定位非常好，两个坐标"鼻翼外缘中点旁"和"鼻唇沟中"非常明确。新世纪《针灸学》中的"鼻翼外缘中点旁开约 0.5 寸"已经包括了纵坐标"鼻翼外缘中点旁"和横坐标"旁开约 0.5 寸"，后面还有一个横坐标"鼻唇沟中"，这就出现了两个横坐标。坐标多没关系，问题是当两个横坐标发生矛盾时怎么办？所以这种定位方法显得啰唆，且不严谨。

→主治归纳

（1）部位主治：鼻塞、鼽衄、口歪等病证。

（2）其他主治：胆道蛔虫症。

【操作】略向内上方斜刺或平刺 0.3 ~ 0.5 寸。

三、 足阳明胃经穴

1. 承泣（Chéngqì，ST1）

【国标定位】在面部，眼球与眶下缘之间，瞳孔直下（图 2 - 20）。

【其他定位】

（1）《杨甲三取穴经验》：瞳孔直下 7 分，下眼眶边上。

（2）新世纪《经络腧穴学》：在面部，瞳孔直下，当眼球与眶下缘之间。

【详解】

→取穴指南

《杨甲三取穴经验》中的"瞳孔直下 7 分"有点多余，因为"下眼眶边上"就已很明确。

→主治归纳

部位主治：①眼睑眴动、迎风流泪、夜盲、近视等目疾；②口眼歪斜，面肌痉挛。

【操作】以左手拇指向上轻推眼球，紧靠眶缘缓慢直刺 0.5 ~ 1.5 寸，不宜提插，以防刺破血管引起血肿。出针时稍加按压，以防出血。

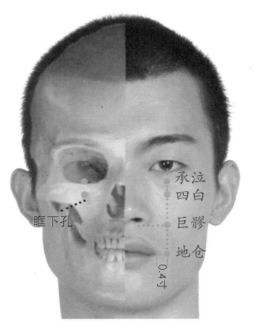

图 2 - 20 承泣—地仓

2. 四白（Sìbái，ST2）

【国标定位】在面部，眶下孔处（图 2 - 20）。

【其他定位】

（1）新世纪《经络腧穴学》：目正视，瞳孔直下，当眶下孔凹陷处。

（2）《杨甲三取穴经验》：瞳孔直下 1 寸，眶下孔处。

【详解】

→取穴指南

《国标》的定位最简明，因为"眶下孔"已经是一个点了，不再需要其他坐标。

→主治归纳

（1）部位主治：①目赤痛痒、眼睑眴动、目翳等目疾；②口眼歪斜、三叉神经痛、面肌痉挛等面部病证。

（2）经络主治：头痛，眩晕。

【操作】直刺或微向上斜刺 0.3 ~ 0.5 寸，不可深刺，以免伤及眼球，不可过度提插捻转。

3. 巨髎（Jùliáo，ST3）

【国标定位】在面部，横平鼻翼下缘，瞳孔直下（图 2 - 20）。

【其他定位】

（1）五版《针灸学》：目正视，瞳孔直下，平鼻翼下缘。

（2）《杨甲三取穴经验》：瞳孔直下，平鼻翼下缘。

（3）新世纪《经络腧穴学》：在面部，瞳孔直下，平鼻翼下缘处，当鼻唇沟外侧。

【详解】

→取穴指南

关于此穴的定位，各书没有区别。

→主治归纳

部位主治：口眼歪斜、鼻衄、齿痛、唇颊肿等五官病证。

【操作】斜刺或平刺0.3～0.5寸。

4. 地仓（Dìcāng，ST4）

【国标定位】在面部，口角旁开0.4寸（图2-20）。

【其他定位】

（1）《杨甲三取穴经验》：口角外4分处。

（2）新世纪《经络腧穴学》：在面部，口角外侧，上直瞳孔。

（3）新世纪《针灸学》：口角旁约0.4寸，上直对瞳孔。

【详解】

→取穴指南

《国标》和《杨甲三取穴经验》的取法最简单明了。针灸取穴的原则是以最近的体表标志为依据，由于口裂大小有个体差异，口角旁4寸不一定直对瞳孔。

→主治归纳

部位主治：口眼歪斜、流涎、三叉神经痛等病证。

【操作】斜刺或平刺0.5～0.8寸。可向颊车穴透刺。

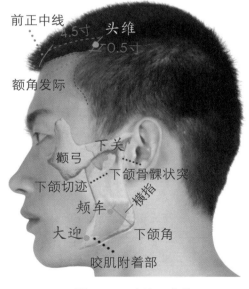

图2-21　大迎—头维

5. 大迎（Dàyíng，ST5）

【国标定位】在面部，下颌角前方，咬肌附着部的前缘凹陷中，面动脉搏动处（图2-21）。

【其他定位】

（1）新世纪《针灸学》：在下颌角前下方约1.3寸，咬肌附着部的前缘。

（2）新世纪《经络腧穴学》：在下颌角前方，咬肌附着部的前缘，当面动脉搏动处。

（3）《杨甲三取穴经验》：下颌角前下1.3寸。

【详解】

→取穴指南

除《杨甲三取穴经验》外，其他取穴法都明确定在"咬肌附着部的前缘"。《国标》还强调了在"面动脉搏动处"，因为大迎穴名的意思就是"在大迎脉旁"，大迎脉即面动脉。

→主治归纳

部位主治：口眼歪斜、颊肿、齿痛等病证。

【操作】避开动脉，斜刺或平刺0.3～0.5寸。

6. 颊车（Jiáchē，ST6）

【国标定位】在面部，下颌角前上方一横指（图2-21）。

【其他定位】

（1）新世纪《经络腧穴学》：在面颊部，下颌角前上方约一横指，当咀嚼时咬肌隆起，按之凹陷处。

（2）《杨甲三取穴经验》：咬肌的高点处。

【详解】

→取穴指南

新世纪《经络腧穴学》提示：闭口咬紧牙时咬肌隆起，放松时按之有凹陷处；《杨甲三取穴经验》的取法单凭咬肌的高点取穴，需要患者配合。

→主治归纳

部位主治：齿痛、牙关不利、颊肿、口角歪斜等病证。

【操作】直刺0.3~0.5寸，或平刺0.5~1寸。可向地仓穴透刺。

7. 下关（Xiàguān，ST7）

【国标定位】在面部，颧弓下缘中央与下颌切迹之间凹陷中（图2-21）。

【其他定位】

（1）五版《针灸学》：颧弓下缘，下颌骨髁状突之前方，切迹之间凹陷中，合口有孔，张口即闭。

（2）新世纪《经络腧穴学》：在面部耳前方，当颧弓与下颌切迹所形成的凹陷中。

（3）《杨甲三取穴经验》：颊车直上，颧弓下缘取穴。

【详解】

→取穴指南

《国标》和新世纪《经络腧穴学》中的描述较好，关键是要摸到"下颌切迹"。五版《针灸学》描述了简便取穴法"下关张口骨支起"。

→主治归纳

部位主治：①牙关不利、三叉神经痛、齿痛、口眼歪斜等面口病证；②耳聋、耳鸣、聤耳等耳疾。

【操作】直刺0.5~1寸。留针时不可做张口动作，以免折针。

8. 头维（Tóuwéi，ST8）

【国标定位】在头部，额角发际直上0.5寸，头正中线旁开4.5寸（图2-21）。

【其他定位】

（1）《杨甲三取穴经验》：鬓发前缘直上与神庭穴横开的交点。

（2）五版《针灸学》：额角发际直上0.5寸。

（3）新世纪《经络腧穴学》：在头侧部，额角发际上0.5寸，头正中线旁开4.5寸。

【详解】

→取穴指南

虽然"额角发际直上0.5寸"的取法较为简单、明了，但很多男性的原额角发际处无毛发，而且很多女性的额角发际不成角，而是圆弧状的，所以单靠额角发际取穴是不可靠的。《杨甲三取穴经验》中的取法就显得非常可靠、准确。

→主治归纳

部位主治：头痛、目眩、目痛等头目病证。

【操作】平刺0.5~1寸。

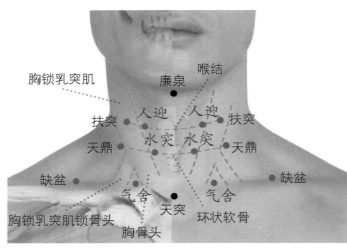

图 2 - 22　人迎—缺盆

9. 人迎 （Rényíng，ST9）

【国标定位】 在颈部，横平喉结，胸锁乳突肌前缘，颈总动脉搏动处（图 2 - 22）。

【其他定位】

（1） 新世纪《经络腧穴学》：在颈部，喉结旁，胸锁乳突肌前缘，颈总动脉搏动处。

（2）《杨甲三取穴经验》：平结喉，胸锁乳突肌的前缘。

【详解】

→取穴指南

取一侧穴，令患者头转向对侧以显露胸锁乳突肌，抗阻力转动时则肌肉更明显。平喉结并不是与喉结真正的水平，而是沿着颈部横纹弧形斜向后上。

以上各种描述基本一样，《国标》和新世纪《经络腧穴学》在已有的两个坐标"喉结旁，胸锁乳突肌前缘"基础上，增加了"颈总动脉搏动处"，是因为该穴名称提示穴在人迎脉（颈总动脉）旁。

→主治归纳

（1） 部位主治：①瘿气，瘰疬；②咽喉肿痛；③气喘（该穴在气管旁）。

（2） 其他主治：高血压。

【操作】 避开颈总动脉，直刺 0.3 ~ 0.8 寸。

10. 水突 （Shuǐtū，ST10）

【国标定位】 在颈部，横平环状软骨，胸锁乳突肌前缘（图 2 - 22）。

【其他定位】

（1）《杨甲三取穴经验》：人迎直下约 1 寸，胸锁乳突肌的前缘。

（2） 新世纪《经络腧穴学》：在颈部，胸锁乳突肌的前缘，当人迎与气舍连线的中点。

（3） 新世纪《针灸学》：在颈部，当人迎与气舍连线的中点，胸锁乳突肌的前缘。

【详解】

→取穴指南

《国标》取两个坐标，定位非常明确，环状软骨在喉结下 1 寸左右是可以很明显地摸到的。

《杨甲三取穴经验》中的"人迎直下约 1 寸"与"胸锁乳突肌前缘"是矛盾的，因为人迎直下约 1 寸已在胸锁乳突肌中了，胸锁乳突肌是斜向前下的。新世纪《经络腧穴学》和《针灸学》中的"人迎与气舍连线的中点"也不在胸锁乳突肌的前缘，而在胸锁乳突肌中，同样存在前后矛盾的问题。

→主治归纳

部位主治：①咽喉肿痛等病证；②咳嗽，气喘（该穴在气管、食道旁）。

【操作】 直刺 0.3 ~ 0.8 寸。

11. 气舍 （Qìshě，ST11）

【国标定位】 在胸锁乳突肌区，锁骨上小窝，锁骨胸骨端上缘，胸锁乳突肌胸骨头与锁骨头之间的凹陷中（图2 - 22）。

【其他定位】

（1）《杨甲三取穴经验》：锁骨上缘，胸锁乳突肌胸骨头与锁骨头之间取穴。

（2）新世纪《经络腧穴学》：在颈部，锁骨内侧端上缘，当胸锁乳突肌胸骨头与锁骨头之间。

【详解】

→取穴指南

《国标》中的"锁骨上小窝"就是"锁骨胸骨端上缘，胸锁乳突肌胸骨头与锁骨头之间的凹陷"，二者重复，只是新引进了一个解剖名词"锁骨上小窝"。

关于该穴的定位，以上各种取法基本一样。

→主治归纳

部位主治：①咽喉肿痛；②瘿瘤，瘰疬；③颈项强；④气喘、呃逆。

【操作】直刺0.3~0.5寸。本经气舍至乳根诸穴深部有大动脉及肺、肝等重要脏器，不可深刺。

12. 缺盆（Quēpén，ST12）

【国标定位】在颈外侧区，锁骨上大窝，锁骨上缘凹陷中，前正中线旁开4寸（图2-22）。

【其他定位】

（1）《杨甲三取穴经验》：在锁骨上窝与乳中线相交处。

（2）新世纪《经络腧穴学》：在锁骨上窝中央，距前正中线4寸。

【详解】

→取穴指南

《国标》以及新世纪《经络腧穴学》关于此穴定位中的"4寸"应以"锁骨下窝距前正中线为6寸"来折量，内2/3处即为旁开前正中线4寸。

《杨甲三取穴经验》中说该穴在"乳中线"上，不太恰当。如果乳中线是通过乳头正中的一条竖直线的话，那么这种取法是不对的。因为这里的骨度分寸不能按乳头折量。

→主治归纳

部位主治：咳嗽、气喘、咽喉肿痛、缺盆中痛、瘰疬等。

【操作】直刺或斜刺0.3~0.5寸。《类经图翼》：孕妇禁针。

13. 气户（Qìhù，ST13）

【国标定位】在胸部，锁骨下缘，前正中线旁开4寸（图2-23）。

【其他定位】新世纪《针灸学》：锁骨下缘，前正中线旁开4寸。

【详解】

→取穴指南

定取气户穴的"前正中线旁开4寸"应以"两肩胛骨喙突内侧缘之间为12寸"来折量（即肩胛骨喙突内侧缘至前正中线的内2/3处）。其下的库房、屋翳、膺窗诸穴均在气户与乳头正中之间的略呈弯曲的弧形连线上。这里的距前正中线4寸都应以此为准。

→主治归纳

部位主治：①咳嗽、气喘、呃逆、胸胁支满等气机升降失常性病证；②胸痛。

【操作】斜刺或平刺0.5~0.8寸。

14. 库房（Kùfáng，ST14）

【国标定位】在胸部，第1肋间隙，前正中线旁开4寸（图2-23）。

【详解】

→取穴指南

参见气户。

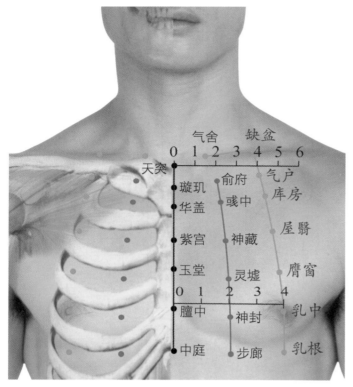

图2-23 气舍—乳根

→主治归纳

部位主治：①咳嗽、气喘、咳唾脓血等肺系病证；②胸胁胀痛。

【操作】斜刺或平刺0.5～0.8寸。

15. 屋翳（Wūyì，ST15）

【国标定位】在胸部，第2肋间隙，前正中线旁开4寸（图2-23）。

【详解】

→取穴指南

在胸骨上部略呈高起的部位叫胸骨角，与胸骨角相平的肋骨为第2肋骨，其下为第2肋间隙；男性也可以乳头所在的肋间隙为第4肋间隙，再向上数2肋为第2肋间隙。

余同气户穴。

→主治归纳

部位主治：①咳嗽、气喘、咳唾脓血等肺系病证；②胸胁胀痛；③乳痈、乳癖等乳疾。

【操作】斜刺或平刺0.5～0.8寸。

16. 膺窗（Yīngchuāng，ST16）

【国标定位】在胸部，第3肋间隙，前正中线旁开4寸（图2-23）。

【详解】

→取穴指南

参见屋翳。

→主治归纳

部位主治：①咳嗽，气喘；②胸胁胀痛；③乳痈。

【操作】斜刺或平刺0.5～0.8寸。

17. 乳中（Rǔzhōng，ST17）

【国标定位】在胸部，乳头中央（图2-23）。

【操作】本穴不针不灸，只作胸腹部腧穴的定位标志。

18. 乳根（Rǔgēn，ST18）

【国标定位】在胸部，第5肋间隙，前正中线旁开4寸（图2-23）。

【其他定位】

（1）五版《针灸学》：第5肋间隙，乳头直下。

（2）新世纪《经络腧穴学》：在胸部，当乳头直下，乳房根部，第5肋间隙，距前正中线4寸。

【详解】

→取穴指南

在乳根穴处，皮肤与肋骨之间的位移较大，尤其是女性，因此用第5肋间隙定位比较准确。临床治疗乳腺疾病时，取在乳房根部。

→主治归纳

部位主治：①乳痈、乳癖、乳少等乳部疾患；②咳嗽，气喘，呃逆；③胸痛。

【操作】斜刺或平刺 0.5～0.8 寸。

19. 不容（Bùróng，ST19）

【国标定位】在上腹部，脐中上 6 寸，前正中线旁开 2 寸（图 2－24）。

【其他定位】

（1）新世纪《针灸学》：脐中上 6 寸，前正中线旁开 2 寸。

（2）新世纪《经络腧穴学》：在上腹部，当脐中上 6 寸，距前正中线 2 寸。

（3）《杨甲三取穴经验》：脐中上 6 寸，距腹中线 2 寸。

【详解】

→取穴指南

各种定位的描述虽不完全相同，但位置基本一样。不过有一点需特别说明：关于"前正中线旁开 2 寸"，《国标》、新世纪《经络腧穴学》和《针灸学》都认为在乳头与胸中线的中点的垂直线上，而《杨甲三取穴经验》中把此穴的位置标在腹直肌外缘与腹中线的中点的垂直线上。根据针灸取穴的基本原则，要以最近的解剖标志为准，腹部与胸部是两个完全不同的部位，腹部穴位以胸部的解剖标志定位是否合适，需进一步商榷。

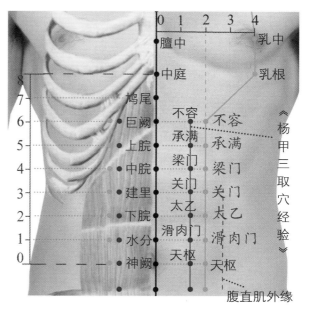

图 2－24　不容—滑肉门

→主治归纳

部位主治：呕吐、胃痛、纳少、腹胀等胃疾。

【操作】直刺 0.5～0.8 寸。过饱者禁针，肝大者慎针或禁针，不宜做大幅度提插。

20. 承满（Chéngmǎn，ST20）

【国标定位】在上腹部，脐中上 5 寸，前正中线旁开 2 寸（图2－24）。

【详解】

→取穴指南

参见不容。

→主治归纳

部位主治：胃痛、吐血、纳少等胃疾。

【操作】直刺 0.8～1 寸。过饱者禁针，肝大者慎针或禁针，不宜做大幅度提插。

21. 梁门（Liángmén，ST21）

【国标定位】在上腹部，脐中上 4 寸，前正中线旁开 2 寸（图2－24）。

【详解】

→取穴指南

参见不容。

→主治归纳

部位主治：纳少、胃痛、呕吐等胃疾。

【操作】直刺 0.8～1.2 寸。过饱者禁针，肝大者慎针或禁针，不宜做大幅度提插。

22. 关门（Guānmén，ST22）

【国标定位】在上腹部，脐中上 3 寸，前正中线旁开 2 寸（图 2－24）。

【详解】

→取穴指南

参见不容。

→主治归纳

部位主治：腹胀、腹痛、肠鸣、腹泻等胃肠病证。

【操作】直刺 0.8～1.2 寸。

23. 太乙（Tàiyǐ，ST23）

【国标定位】在上腹部，脐中上 2 寸，前正中线旁开 2 寸。

【详解】

→取穴指南

参见不容。

→主治归纳

（1）部位主治：胃病。

（2）其他主治：心烦、癫狂等神志疾患。

【操作】直刺 0.8～1.2 寸。

24. 滑肉门（Huáròumén，ST24）

【国标定位】在上腹部，脐中上 1 寸，前正中线旁开 2 寸（图 2－24）。

【详解】

→取穴指南

参见不容。

→主治归纳

（1）部位主治：胃痛，呕吐。

（2）其他主治：癫狂。

【操作】直刺 0.8～1.2 寸。

25. 天枢（Tiānshū，ST25）　大肠之募穴

【国标定位】在上腹部，横平脐中，前正中线旁开 2 寸（图 2－25）。

【详解】

→取穴指南

参见不容。

→主治归纳

部位主治：①腹痛、腹胀、便秘、腹泻、痢疾等胃肠病证；②月经不调、痛经等妇科疾患。

【操作】直刺 1～1.5 寸。

26. 外陵（Wàilíng，ST26）

【国标定位】在下腹部，脐中下 1 寸，前正中线旁开 2 寸（图 2－25）。

【详解】

→取穴指南

脐中至耻骨联合上缘是 5 寸，其他参见不容。

→主治归纳

部位主治：腹痛，疝气，痛经。

【操作】 直刺 1 ~ 1.5 寸。

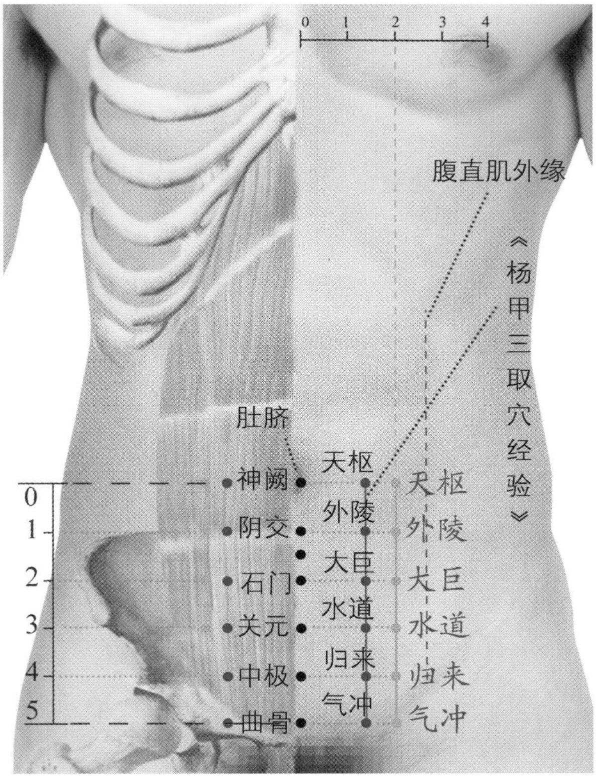

27. 大巨 （Dàjù，ST27）

【国标定位】在下腹部，脐中下 2 寸，前正中线旁开 2 寸（图 2 - 25）。

【详解】

→取穴指南

参见外陵。

→主治归纳

部位主治：①小腹胀满、小便不利等水液输布排泄失常性疾患；②疝气；③遗精、早泄等男科疾患。

【操作】 直刺 1 ~ 1.5 寸。

28. 水道 （Shuǐdào，ST28）

【国标定位】在下腹部，脐中下 3 寸，前正中线旁开 2 寸（图 2 - 25）。

【详解】

→取穴指南

关元旁开 2 寸。脐中至耻骨联合上缘是 5 寸，"脐中下 3 寸"就是耻骨联合上缘上 2 寸。关于"前正中线旁开 2 寸"的解释参见不容。

→主治归纳

部位主治：①小腹胀满、小便不利等水液输布排泄失常性疾患；②疝气；③痛经、不孕等妇科疾患。

【操作】 直刺 1 ~ 1.5 寸。

29. 归来 （Guīlái，ST29）

【国标定位】在下腹部，脐中下 4 寸，前正中线旁开 2 寸（图 2 - 25）。

【详解】

→取穴指南

脐中至耻骨联合上缘是 5 寸，"脐中下 4 寸"就是耻骨联合上缘上 1 寸。所以此穴的定位描述为："耻骨联合上缘上 1 寸，前正中线旁开 2 寸"更合适。关于"前正中线旁开 2 寸"的解释参见不容。

→主治归纳

部位主治：①小腹痛，疝气；②月经不调、带下、阴挺等妇科疾患。

【操作】 直刺 1 ~ 1.5 寸。

30. 气冲 （Qìchōng，ST30）

【国标定位】在腹股沟区，耻骨联合上缘，前正中线旁开 2 寸，动脉搏动处（图 2 - 25）。

【其他定位】

(1) 新世纪《经络腧穴学》：在腹股沟稍上方，当脐中下 5 寸，距前正中线 2 寸。

图 2 - 25 天枢—气冲

（2）新世纪《针灸学》：在腹股沟稍上方，脐中下 5 寸，前正中线旁开 2 寸。

（3）五版《针灸学》：脐下 5 寸，前正中线旁开 2 寸。

【详解】

→取穴指南

《国标》的定位非常好，直接说在"耻骨联合上缘"，而且还加了"动脉搏动处"的描述，因为"气冲"这一穴名就有在动脉搏动处的含义。实际上这个穴就在耻骨联合上缘中点旁开 2 寸，即曲骨穴旁开 2 寸。

→主治归纳

部位主治：①肠鸣腹痛；②疝气；③月经不调、不孕、阳痿、阴肿等妇科及男科病。

【操作】直刺 0.5~1 寸。

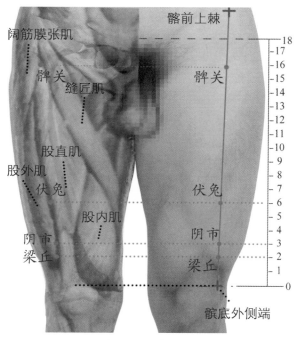

图 2-26　髀关—梁丘

31. 髀关（Bìguān，ST31）

【国标定位】在股前区，股直肌近端、缝匠肌与阔筋膜张肌 3 条肌肉之间凹陷中（图 2-26）。

【其他定位】

（1）《杨甲三取穴经验》：髂前上棘直下与耻骨下缘平齐的交点处。

（2）新世纪《经络腧穴学》：在大腿前面，当髂前上棘与髌底外侧端的连线上，屈股时，平会阴，居缝匠肌外侧凹陷处。

【详解】

→取穴指南

《国标》关于此穴的描述可谓很清楚，在那 3 条肌肉之间的凹陷中，但这 3 条肌肉在大腿上部体表很难摸到，给取穴带来了实际困难。《杨甲三取穴经验》中关于此穴的定位很实用，两个标志"髂前上棘"和"耻骨下缘"都很容易找到。新世纪《经络腧穴学》中的两个主要坐标"髂前上棘与髌底外侧端的连线"和"平会阴"也很容易确定。

→主治归纳

部位主治：下肢痿痹、腰痛、膝冷等腰及下肢病证。

【操作】直刺 1~2 寸。

32. 伏兔（Fútù，ST32）

【国标定位】在股前区，髌底上 6 寸，髂前上棘与髌底外侧端的连线上（图 2-26）。

【其他定位】

（1）新世纪《经络腧穴学》：在大腿前面，当髂前上棘与髌底外侧端的连线上，髌底上 6 寸。

（2）《杨甲三取穴经验》：膝上 6 寸，大腿前面正中。

【详解】

→取穴指南

关于此穴的定位，《国标》和新世纪《经络腧穴学》中所用的"髌底上 6 寸"非常清楚。《杨甲三取穴经验》中的"膝上 6 寸"这样的描述不明确，因为"膝"可以是髌底，也可以是髌尖（腘横纹）。

当然我们知道，它实际上是指的"髌底"。另外，"大腿前面正中"的位置比"髂前上棘与髌底外侧端的连线"靠内。

→主治归纳

（1）部位主治：下肢痿痹、腰痛、膝冷等腰及下肢病证。

（2）经络主治：疝气（足阳明胃经：下夹脐，入气街中）。

【操作】直刺1~2寸。

33. 阴市（Yīnshì，ST33）

【国标定位】在股前区，髌底上3寸，股直肌肌腱外侧缘（图2-26）。

【其他定位】

（1）新世纪《经络腧穴学》：在大腿前面，当髂前上棘与髌底外侧端的连线上，髌底上3寸。

（2）《杨甲三取穴经验》：膝上3寸，伏兔与髌骨外上缘的连线上。

【详解】

→取穴指南

各种定位中的纵坐标"上3寸"相一致，关键是横坐标不同。《国标》用最近的解剖标志"股直肌肌腱外侧缘"，最符合针灸取穴的基本原则，最能反映穴位的真实位置。但如果股直肌肌腱不清楚，就需要参考新世纪《经络腧穴学》中的"髂前上棘与髌底外侧端的连线"来定取了。

→主治归纳

（1）部位主治：下肢痿痹，膝关节屈伸不利。

（2）经络主治：疝气。

【操作】直刺1~1.5寸。

34. 梁丘（Liángqiū，ST34）　郄穴

【国标定位】在股前区，髌底上2寸，股外侧肌与股直肌肌腱之间（图2-26）。

【其他定位】

（1）五版《针灸学》：在髂前上棘与髌骨外缘的连线上，髌骨外上缘上2寸。

（2）新世纪《经络腧穴学》：屈膝，在大腿前面，当髂前上棘与髌底外侧端的连线上，髌底上2寸。

（3）《杨甲三取穴经验》：膝上2寸，伏兔与髌骨外上缘的连线上。

【详解】

→取穴指南

各种定位中的纵坐标"上2寸"是一致的，关键是横坐标不同。《国标》用最近的解剖标志"股外侧肌与股直肌肌腱之间"，最符合针灸取穴的基本原则，最能反映穴位的真实位置。但如果股外侧肌与股直肌肌腱不清楚，就需要参考新世纪《经络腧穴学》中的"髂前上棘与髌底外侧端的连线"来定取了。

→主治归纳

（1）部位主治：膝肿痛、下肢不遂等下肢病证。

（2）经络主治：乳痈、乳痛等乳疾（足阳明胃经：其直者，从缺盆下乳内廉）。

（3）穴性主治：急性胃痛。

【操作】直刺1~1.2寸。

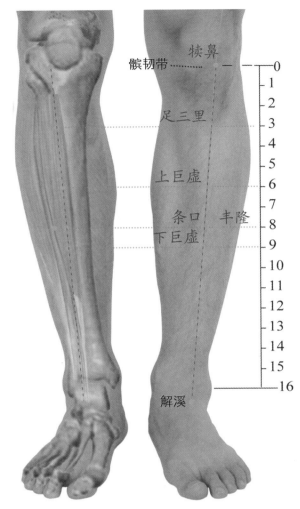

图 2 - 27　犊鼻—下巨虚

35. 犊鼻（Dúbí，ST35）

【国标定位】在膝前区，髌韧带外侧凹陷中（图 2 - 27）。

【其他定位】

（1）五版《针灸学》：髌骨下缘，髌韧带外侧凹陷中。

（2）新世纪《针灸学》：屈膝，在髌韧带外侧凹陷中。

（3）新世纪《经络腧穴学》：屈膝，在膝部，髌骨与髌韧带外侧凹陷中。

【详解】

→取穴指南

各种取法基本一致。

→主治归纳

部位主治：膝痛、膝关节屈伸不利、下肢麻痹等下肢、膝关节疾患。

【操作】向后内斜刺 0.5～1 寸。

36. 足三里（Zúsānlǐ，ST36）　合穴；胃之下合穴

【国标定位】在小腿外侧，犊鼻下 3 寸，犊鼻与解溪连线上（图 2 - 27）。

【其他定位】

（1）新世纪《经络腧穴学》：在小腿前外侧，当犊鼻穴下 3 寸，距胫骨前缘一横指（中指）。

（2）新世纪《针灸学》：犊鼻穴下 3 寸，胫骨前嵴外一横指。

【详解】

→取穴指南

关于足三里、上巨虚、条口、下巨虚这几个穴的定位，以前都是用"胫骨前嵴外一横指"这一描述，《国标》改成了"犊鼻与解溪连线上"。放着就近的明确的骨性标志不用，去找两个相距很远的穴位连线，这并不符合取穴的基本原则。而就在前面定取髀关、阴市、梁丘时，《国标》放弃了长期以来一直使用的"髂前上棘与髌底外侧端的连线"，以就近的肌肉缝隙、边缘为标志，这是很好的。

新世纪《经络腧穴学》中的"胫骨前缘"不是一个特有的解剖名词，一般叫胫骨前嵴。后两书中的"一横指"应指明是一中指，而不是一拇指。

→主治归纳

（1）部位主治：下肢痿痹。

（2）经络主治：乳痈等外科疾患（足阳明胃经：其直者，从缺盆下乳内廉）。

（3）脏腑主治：胃痛、呕吐、噎膈、腹胀、腹泻、肠痈、痢疾、便秘等胃肠病证。

（4）其他主治：①癫狂等神志病；②虚劳诸证，为强壮保健要穴。

【操作】直刺 1～2 寸。强壮保健常用温灸法。

37. 上巨虚（Shàngjùxū，ST37）　**大肠之下合穴**

【国标定位】在小腿外侧，犊鼻下 6 寸，犊鼻与解溪连线上（图 2 – 27）。

【其他定位】

（1）新世纪《经络腧穴学》：在小腿前外侧，当犊鼻下 6 寸，距胫骨前缘一横指（中指）。

（2）新世纪《针灸学》：在犊鼻下 6 寸，足三里穴下 3 寸。

（3）五版《针灸学》：足三里穴下 3 寸。

【详解】

→取穴指南

《国标》中所讲的"犊鼻与解溪"这两个穴距离太远，连线不方便（参见足三里）。

新世纪《经络腧穴学》中的"胫骨前缘"最好用专用解剖名词胫骨前嵴。新世纪《针灸学》和五版《针灸学》只说了纵坐标，没说明横坐标。综合各书定位，简洁明了的说法应为：犊鼻下 6 寸，胫骨前嵴外一横指（中指）。

→主治归纳

（1）部位主治：下肢痿痹。

（2）脏腑主治：肠鸣、腹痛、腹泻、便秘、肠痈、痢疾等胃肠病证。

【操作】直刺 1～2 寸。

38. 条口（Tiáokǒu，ST38）

【国标定位】在小腿外侧，犊鼻下 8 寸，犊鼻与解溪连线上（图 2 – 27）。

【其他定位】

（1）新世纪《经络腧穴学》：在小腿前外侧，当犊鼻下 8 寸，距胫骨前缘一横指（中指）。

（2）新世纪、五版《针灸学》：上巨虚穴下 2 寸。

【详解】

→取穴指南

简洁明了的说法应为：犊鼻下 8 寸，胫骨前嵴外一横指（中指）。

→主治归纳

（1）部位主治：下肢痿痹，转筋。

（2）脏腑主治：脘腹疼痛。

（3）其他主治：肩臂痛。

【操作】直刺 1～1.5 寸。

39. 下巨虚（Xiàjùxū，ST39）　　**小肠之下合穴**

【国标定位】在小腿外侧，犊鼻下 9 寸，犊鼻与解溪连线上（图 2 – 27）。

【其他定位】

（1）新世纪《经络腧穴学》：在小腿前外侧，当犊鼻下 9 寸，距胫骨前缘一横指（中指）。

（2）新世纪、五版《针灸学》：上巨虚穴下 3 寸。

【详解】

→取穴指南

综合各书定位，简洁明了的说法应为：犊鼻下 9 寸，胫骨前嵴外一横指（中指）。

→主治归纳

（1）部位主治：下肢痿痹。

（2）经络主治：乳痈（足阳明胃经：其直者，从缺盆下乳内廉）。

（3）脏腑主治：腹泻、痢疾、小腹痛等胃肠病证。

【操作】直刺 1~1.5 寸。

40. 丰隆（Fēnglóng，ST40） 络穴

【国标定位】在小腿外侧，外踝尖上 8 寸，胫骨前肌的外缘（图 2-27）。

【其他定位】

（1）五版《针灸学》：外踝高点上 8 寸，条口外 1 寸。

（2）新世纪《针灸学》：外踝尖上 8 寸，条口外 1 寸，距胫骨前嵴外二横指（中指）处。

（3）新世纪《经络腧穴学》：在小腿前外侧，当外踝尖上 8 寸，条口外，距胫骨前缘二横指（中指）。

（4）《杨甲三取穴经验》：条口穴旁，胫骨前肌的边缘。

【详解】

→取穴指南

关于此穴的定位，纵坐标（外踝尖上 8 寸）没有异议，主要是对横坐标描述不同。《国标》的"胫骨前肌的外缘"是以最近的解剖标志为标准，客观、真实，但有时不好找，需参照其他取法。

五版《针灸学》中的"条口外 1 寸"与新世纪《经络腧穴学》《针灸学》中的"距胫骨前缘二横指（中指）"不完全相同。"条口外 1 寸"中的"1 寸"相当于一横指（拇指）；条口距胫骨前嵴也是一横指，不过这一横指是一中指。这样的话"条口外 1 寸"就是距胫骨前嵴二横指，这二横指是一中指加一拇指，而不是二中指。

→主治归纳

（1）部位主治：下肢痿痹。

（2）经络主治：头痛，眩晕（足阳明胃经：循发际，至额颅）。

（3）脏腑主治：腹胀，便秘。

（4）其他主治：①癫狂；②咳嗽痰多等痰饮病证（丰隆为化痰要穴）。

【操作】直刺 1~1.5 寸。

41. 解溪（Jiěxī，ST41） 经穴

【国标定位】在踝区，踝关节前面中央凹陷中，踇长伸肌腱与趾长伸肌腱之间（图 2-28）。

【其他定位】

（1）《杨甲三取穴经验》：与外踝尖平齐，足背两筋间（踇长伸肌腱与趾长伸肌腱之间）。

（2）新世纪《经络腧穴学》：在足背与小腿交界处的横纹中央凹陷处，当踇长伸肌腱与趾长伸肌腱之间。

（3）新世纪《针灸学》：足背踝关节横纹中央凹陷处，当踇长伸肌腱与趾长伸肌腱之间。

【详解】

→取穴指南

以上各种取法均相似，取时要令足趾上跷，显现足背部踇长伸肌腱和趾长伸肌腱，穴在两腱之间，相当于内外踝尖连线的中点处。

→主治归纳

（1）部位主治：下肢痿痹、足下垂等下肢、踝关节疾患。

（2）经络主治：头痛，眩晕（足阳明胃经：循发际，至额颅）。

（3）脏腑主治：腹胀，便秘。

（4）其他主治：癫狂。

【操作】直刺 0.5～1 寸。

42. 冲阳（Chōngyáng，ST42） 原穴

【国标定位】在足背，第 2 跖骨基底部与中间楔状骨关节处，可触及足背动脉（图 2－28）。

【其他定位】

（1）五版《针灸学》：在解溪穴下方，蹈长伸肌腱和趾长伸肌腱之间，当二、三跖骨与楔状骨之间，足背动脉搏动处。

（2）新世纪《经络腧穴学》：在足背最高处，当蹈长伸肌腱与趾长伸肌腱之间，足背动脉搏动处。

（3）《杨甲三取穴经验》：解溪穴下约一寸三分，有动脉跳动的地方。

【详解】

→取穴指南

各种定位方法都说在"足背动脉搏动处"，可作为参考。《国标》的"第 2 跖骨基底部与中间楔状骨关节处"非常准确，因为第 2 跖骨基底部在足背部略呈隆起，是足背最高点，容易摸到，它的后缘凹陷中即是本穴。

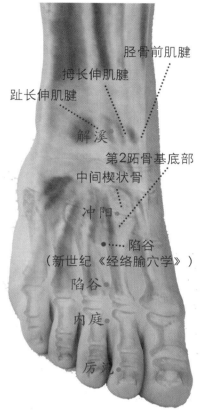

图 2－28 解溪—厉兑

五版《针灸学》描述欠妥，因"二、三跖骨与楔状骨之间"所取穴位偏外，该处没有足背动脉。新世纪《经络腧穴学》中所说的"蹈长伸肌腱和趾长伸肌腱之间"和"足背动脉"的走行是一致的，难以确定一个点。《杨甲三取穴经验》中的"解溪穴下约一寸三分"涉及另外一个穴位，而且需用指寸法，因为这里没有骨度寸，所以也不能算好的定位方法。

→主治归纳

（1）部位主治：足痿无力。

（2）经络主治：口眼歪斜（足阳明胃经：还出夹口，环唇）。

（3）脏腑主治：胃痛。

（4）其他主治：癫狂痫。

【操作】避开动脉，直刺 0.3～0.5 寸。

43. 陷谷（Xiàngǔ，ST43） 输穴

【国标定位】在足背，第 2、3 跖骨间，第 2 跖趾关节近端凹陷中（图 2－28）。

【其他定位】

（1）五版《针灸学》：足背，第二、三跖趾关节后凹陷中。

（2）《杨甲三取穴经验》：在二、三跖趾关节后。

【详解】

→取穴指南

《国标》中的"第 2 跖趾关节近端凹陷中"与五版《针灸学》《杨甲三取穴经验》中的"二、三跖趾关节后凹陷中"是一样的。

→主治归纳

（1）部位主治：足背肿痛。

（2）脏腑主治：肠鸣腹痛。

（3）其他主治：面肿、水肿等水液输布失常性疾患。

【操作】直刺或斜刺 0.3~0.5 寸。

44. 内庭 （Nèitíng，ST44） 荥穴

【国标定位】在足背，第 2、3 趾间，趾蹼缘后方赤白肉际处（图 2 - 28）。

【其他定位】

（1）新世纪《针灸学》：足背第 2、3 趾间缝纹端。

（2）新世纪《经络腧穴学》：在足背，当第 2、3 趾间，趾蹼缘后方赤白肉际处。

（3）《杨甲三取穴经验》：在二、三跖趾关节前。

【详解】

→取穴指南

以上几种定位的描述虽不同，但位置一样。

→主治归纳

（1）部位主治：足背肿痛，跖趾关节痛。

（2）脏腑主治：吐酸、腹泻、痢疾、便秘等肠胃病证。

（3）穴性主治：①齿痛、咽喉肿痛、鼻衄等五官热性病证；②热病（荥穴：荥主身热）。

【操作】直刺或斜刺 0.5~0.8 寸。

45. 厉兑 （Lìduì，ST45） 井穴

【国标定位】在足趾，第 2 趾末节外侧，趾甲根角侧后方 0.1 寸（图 2 - 28）。

【其他定位】

（1）《杨甲三取穴经验》：在足二趾外侧爪甲角根部。

（2）新世纪《经络腧穴学》：在足第二趾末节外侧，距趾甲角 0.1 寸。

（3）新世纪《针灸学》：第 2 趾外侧趾甲根角旁约 0.1 寸。

【详解】

→取穴指南

参见少商。

→主治归纳

（1）穴性主治：①鼻衄、齿痛、咽喉肿痛等实热性五官病证；②热病（井穴能泻热）。

（2）其他主治：多梦、癫狂等神志疾患。

【操作】浅刺 0.1 寸。

四、 足太阴脾经穴

1. 隐白 （Yǐnbái，SP1） 井穴

【国标定位】在足趾，大趾末节内侧，趾甲根角侧后方 0.1 寸（图 2 - 29）。

【其他定位】

（1）《杨甲三取穴经验》：足大趾内侧爪甲角根部。

（2）新世纪《经络腧穴学》：在足大趾末节内侧，距趾甲角 0.1 寸。

（3）新世纪《针灸学》：足大趾内侧趾甲根角旁 0.1 寸。

【详解】

→取穴指南

参见少商。

→主治归纳

（1）脏腑主治：腹满，暴泄。

（2）其他主治：①月经过多、崩漏等妇科病（调经止血）；②便血、尿血等慢性出血证（健脾摄血）；③癫狂，多梦；④惊风。

【操作】浅刺 0.1 寸。

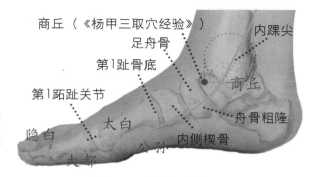

图 2-29　隐白—商丘

2. 大都（Dàdū，SP2）　荥穴

【国标定位】在足趾，第 1 跖趾关节远端赤白肉际凹陷中（图 2-29）。

【其他定位】

（1）新世纪《经络腧穴学》：在足内侧缘，当足大趾本节（第 1 跖趾关节）前下方赤白肉际凹陷处。

（2）新世纪《针灸学》：在足内侧缘，第 1 跖趾关节前下方，赤白肉际处。

（3）《杨甲三取穴经验》：第 1 跖趾关节内侧前，赤白肉际上。

【详解】

→取穴指南

《国标》采用了"……远端"更符合解剖学术语的描述方法。

各种定位的描述虽略有不同，但位置一样。

→主治归纳

（1）脏腑主治：腹胀、胃痛、呕吐、腹泻、便秘等脾胃病证。

（2）穴性主治：热病无汗。

【操作】直刺 0.3~0.5 寸。

3. 太白（Tàibái，SP3）　输穴；原穴

【国标定位】在跖区，第 1 跖趾关节近端赤白肉际凹陷中（图 2-29）。

【其他定位】

（1）新世纪《经络腧穴学》：在足内侧缘，当足大趾本节（第 1 跖趾关节）后下方赤白肉际凹陷处。

（2）新世纪《针灸学》：第 1 跖骨小头后缘，赤白肉际凹陷处。

（3）《杨甲三取穴经验》：第 1 跖趾关节内侧后，赤白肉际上。

【详解】

→取穴指南

《国标》采用了"……近端"更符合解剖学术语的描述方法。

各种定位的描述虽略有不同，但位置一样。

→主治归纳

（1）脏腑主治：肠鸣、腹胀、腹泻、胃痛、便秘等脾胃病证。

（2）穴性主治：体重节痛（输主体重节痛）。

【操作】直刺 0.5~0.8 寸。

4. 公孙（Gōngsūn，SP4）　　络穴；八脉交会穴（通冲脉）

【国标定位】在跖区，第 1 跖骨底的前下缘赤白肉际处（图 2 - 29）。

【其他定位】

（1）新世纪《经络腧穴学》：在足内侧缘，当第 1 跖骨基底的前下方。

（2）新世纪《针灸学》：第 1 跖骨基底的前下方，赤白肉际处。

（3）《杨甲三取穴经验》：太白后上 1 寸，赤白肉际处。

【详解】

→取穴指南

各种取法基本一样，取穴时，可用对侧手拇指沿第 1 跖骨内下从太白向后推，当推至第 1 跖骨突然变大前的凹陷中，即为本穴。

→主治归纳

（1）脏腑主治：胃痛、呕吐、腹痛、腹泻、痢疾等脾胃肠腑病证。

（2）穴性主治：逆气里急、气上冲心等冲脉病证。

（3）其他主治：心烦失眠、狂证等神志病证。

【操作】直刺 0.6 ~ 1.2 寸。

5. 商丘（Shāngqiū，SP5）　　经穴

【国标定位】在踝区，内踝前下方，舟骨粗隆与内踝尖连线中点凹陷中（图 2 - 29）。

【其他定位】

（1）《杨甲三取穴经验》：内踝前下缘凹陷。

（2）五版《针灸学》：内踝前下方凹陷中。

（3）新世纪《经络腧穴学》：在足内踝前下方凹陷处，当舟骨粗隆与内踝尖连线中点处。

【详解】

→取穴指南

《国标》、新世纪《经络腧穴学》中的"舟骨粗隆与内踝尖连线中点处"与五版《针灸学》《杨甲三取穴经验》中的"内踝前下方凹陷"相比，位置略靠后。

"内踝前下方凹陷中"是指内踝前缘竖直线与内踝下缘水平横线的交点处。

→主治归纳

（1）部位主治：足踝痛。

（2）脏腑主治：腹胀、腹痛、便秘等脾胃病证。

（3）其他主治：黄疸。

【操作】直刺 0.5 ~ 0.8 寸。

6. 三阴交（Sānyīnjiāo，SP6）　　肝、脾、肾三经之交会穴

【国标定位】在小腿内侧，内踝尖上 3 寸，胫骨内侧缘后际（图 2 - 30）。

【其他定位】

（1）新世纪《针灸学》：内踝尖上 3 寸，胫骨内侧面后缘。

（2）新世纪《经络腧穴学》：在小腿内侧，当足内踝尖上 3 寸，胫骨内侧缘后方。

（3）《杨甲三取穴经验》：内踝尖直上 3 寸，胫骨后缘。

【详解】

→取穴指南

此穴在内踝尖上 3 寸，紧贴胫骨内侧面后缘。新世纪《经络腧穴学》中的"胫骨内侧缘后方"的描述未明确该穴就在胫骨后缘。

→主治归纳

（1）部位主治：下肢痿痹。

（2）脏腑主治：肠鸣腹胀、腹泻等脾胃虚弱诸证。

（3）穴性主治：①月经不调、带下、阴挺、不孕、滞产等妇科病证；②遗精、阳痿、遗尿等生殖泌尿系统疾患；③阴虚诸证。

（4）其他主治：心悸，失眠，高血压。

【操作】直刺 1~1.5 寸。

7. 漏谷（Lòugǔ，SP7）

【国标定位】在小腿内侧，内踝尖上 6 寸，胫骨内侧缘后际（图 2-30）。

【其他定位】

（1）《杨甲三取穴经验》：内踝尖上 6 寸，胫骨后缘一横指。

（2）新世纪《经络腧穴学》：在小腿内侧，当内踝尖与阴陵泉的连线上，距内踝尖 6 寸，胫骨内侧缘后方。

（3）新世纪《针灸学》：在内踝尖与阴陵泉的连线上，距内踝尖 6 寸。

【详解】

→取穴指南

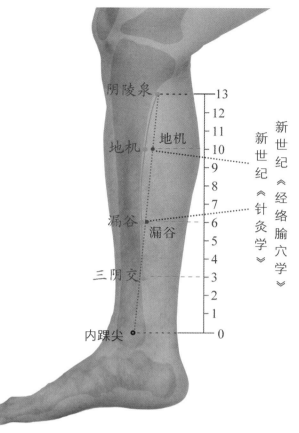

图 2-30 三阴交—阴陵泉

新世纪《经络腧穴学》和《针灸学》中用"内踝尖与阴陵泉的连线上"定取的穴位实际上距胫骨后缘有 1 寸，这与《杨甲三取穴经验》中的"胫骨后缘一横指"是一样的。但《国标》把此穴的定位改成了"胫骨内侧缘后际"，也就是紧贴胫骨内侧后缘。这与古代文献所记载的"内踝上六寸，胻骨下陷中"是一致的。

→主治归纳

（1）部位主治：下肢痿痹。

（2）脏腑主治：腹胀，肠鸣。

（3）其他主治：小便不利，遗精。

【操作】直刺 1~1.5 寸。

8. 地机（Dìjī，SP8） 郄穴

【国标定位】在小腿内侧，阴陵泉下 3 寸，胫骨内侧缘后际（图 2-30）。

【其他定位】

（1）《杨甲三取穴经验》：漏谷上 4 寸，胫骨后缘一横指。

（2）新世纪《经络腧穴学》：在小腿内侧，当内踝尖与阴陵泉的连线上，阴陵泉下 3 寸。

（3）新世纪《针灸学》：在内踝尖与阴陵泉的连线上，阴陵泉下 3 寸。

【详解】

→取穴指南

参见漏谷。

→主治归纳

（1）脏腑主治：①腹痛、腹泻等脾胃病证；②小便不利、水肿等脾不运化水湿病证。

（2）其他主治：痛经、崩漏、月经不调等妇科病。

【操作】直刺1~1.5寸。

9. 阴陵泉（Yīnlíngquán，SP9）　　合穴

【国标定位】在小腿内侧，胫骨内侧髁下缘与胫骨内侧缘之间的凹陷中（图2-30）。

【其他定位】

（1）新世纪《针灸学》：胫骨内侧髁下方凹陷中。

（2）新世纪《经络腧穴学》：在小腿内侧，当胫骨内侧髁后下方凹陷处。

（3）《杨甲三取穴经验》：在胫骨内侧髁起点，胫骨后缘。

【详解】

→取穴指南

各种定位的描述虽不尽相同，但位置完全一样。取穴时用拇指沿胫骨内缘由下往上推，至拇指抵胫骨内侧髁下时，胫骨向内上弯曲的凹陷中即是本穴。

→主治归纳

（1）部位主治：膝痛。

（2）脏腑主治：腹胀、腹泻、水肿、黄疸、小便不利等脾不运化水湿病证。

【操作】直刺1~2寸。

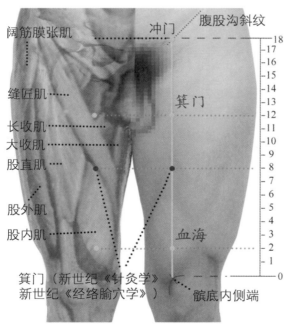

图2-31　血海、箕门

10. 血海（Xuèhǎi，SP10）

【国标定位】在股前区，髌底内侧端上2寸，股内侧肌隆起处（图2-31）。

【其他定位】

（1）新世纪《经络腧穴学》：屈膝，在大腿内侧，髌底内侧端上2寸，当股四头肌内侧头的隆起处。简便取法：屈膝，医者以左手掌心按于患者右膝上缘，二至五指向上伸直，拇指约呈45°斜置，拇指尖下是穴。对侧取法仿此。

（2）新世纪《针灸学》：屈膝，髌骨内上缘上2寸，当股四头肌内侧头的隆起处。

（3）《杨甲三取穴经验》：绷腿时，股内肌的高点，约当股骨内上髁上2寸。

【详解】

→取穴指南

《杨甲三取穴经验》中的"当股骨内上髁上2寸"与其他定位中的"髌底内侧端上2寸"或"髌骨内上缘上2寸"是一样的，因为股骨内上髁和髌底内侧端基本在一个水平线上。

→主治归纳

（1）部位主治：膝股内侧痛。

（2）其他主治：①月经不调、痛经、经闭等月经病（调经止痛）；②隐疹、湿疹、丹毒等血热性皮

肤病（和血养营）。

【操作】直刺 1 ~ 1.5 寸。

11. 箕门（Jīmén，SP11）

【国标定位】在股前区，髌底内侧端与冲门连线的上 1/3 与下 2/3 交点，长收肌与缝匠肌交角的动脉搏动处（图 2 - 31）。

【其他定位】

（1）《杨甲三取穴经验》：绷腿时，股内肌的尾端，约当血海上 6 寸。

（2）新世纪《经络腧穴学》：在大腿内侧，当血海与冲门连线上，血海上 6 寸。

（3）新世纪《针灸学》：在血海穴与冲门穴的连线上，血海穴直上 6 寸。

【详解】

→取穴指南

髌底至耻骨联合上缘为 18 寸，髌底内侧端与冲门的连线就是 18 寸，《国标》把箕门穴定在此线的"上 1/3 与下 2/3 交点"，也就是说该穴在髌底内侧端上 12 寸。这与其他定位中的"血海上 6 寸"，即髌底内侧端上 8 寸完全不同。

《针灸大成》记载此穴的位置是："鱼腹上越筋间，阴股内动脉应手"。"鱼腹"应是股内肌，"筋间"是缝匠肌，"阴股内动脉"是股动脉。《国标》对此穴定位的改动可能与此有关。

→主治归纳

（1）部位主治：腹股沟肿痛。

（2）脏腑主治：小便不利、遗尿等脾不运化水湿病证。

【操作】避开动脉，直刺 0.5 ~ 1 寸。

12. 冲门（Chōngmén，SP12）

【国标定位】在腹股沟区，腹股沟斜纹中，髂外动脉搏动处的外侧（图 2 - 32）。

【其他定位】

（1）新世纪《经络腧穴学》：在腹股沟外侧，距耻骨联合上缘中点 3.5 寸，当髂外动脉搏动处的外侧。

（2）《杨甲三取穴经验》：与耻骨联合上缘平齐，距中线三寸半。

【详解】

→取穴指南

《国标》关于此穴的定位主要以体表解剖标志（腹股沟斜纹、动脉搏动处）为准，其他定位方法主要以骨度分寸为主（耻骨联合上缘中点旁开 3.5 寸）。以前者更符合针灸取穴的基本原则。

→主治归纳

（1）部位主治：腹痛，疝气。

（2）其他主治：崩漏、带下、胎气上冲等妇科病证。

【操作】避开动脉，直刺 0.5 ~ 1 寸。

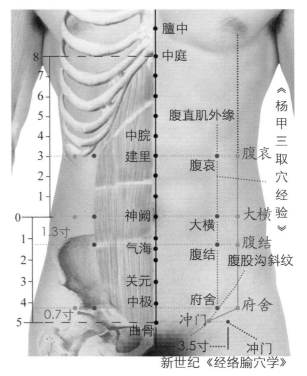

图 2 - 32　冲门—腹哀

13. 府舍（Fǔshè，SP12）

【国标定位】在下腹部，脐中下4.3寸，前正中线旁开4寸（图2-32）。

【其他定位】

（1）新世纪《经络腧穴学》：在下腹部，当脐中下4寸，冲门上方0.7寸，距前正中线4寸。

（2）新世纪《针灸学》：冲门穴外上方0.7寸，前正中线旁开4寸。

（3）《杨甲三取穴经验》：冲门穴斜上1寸，距中线4寸。

【详解】

→取穴指南

在以上几种定位中，《国标》中的描述是最清楚的。不过把"脐中下4.3寸"说成耻骨联合上缘中点上0.7寸更好，更方便取穴。所以最好的描述应是：耻骨联合上缘中点上0.7寸，前正中线旁开4寸。

新世纪《经络腧穴学》中"脐中下4寸"与"冲门上方0.7寸"相矛盾。新世纪《针灸学》和《杨甲三取穴经验》的定位都没说清楚，如果要说府舍与冲门穴的关系，应是：冲门直上0.7寸，再旁开0.5寸是府舍，或冲门上0.7寸，距中线4寸是府舍。

→主治归纳

部位主治：腹痛、积聚、疝气等下腹部病证。

【操作】直刺1~1.5寸。

14. 腹结（Fùjié，SP14）

【国标定位】在下腹部，脐中下1.3寸，前正中线旁开4寸（图2-32）。

【其他定位】

（1）《杨甲三取穴经验》：大横穴直下1.3寸。

（2）新世纪《经络腧穴学》：在下腹部，大横下1.3寸，距前正中线4寸。

（3）新世纪《针灸学》：府舍穴上3寸，大横下1.3寸。

【详解】

→取穴指南

各种定位的描述虽不完全相同，但位置基本一样。不过有一点需特别说明：这里的"前正中线旁开4寸"，《国标》、新世纪《经络腧穴学》和《针灸学》都认为在乳头的竖直线上，但《杨甲三取穴经验》中把此穴的位置标在了腹直肌外缘处，而没有直对乳头。针灸取穴的基本原则是以最近的解剖标志为准，腹部与胸部是两个完全不同的部位，腹部穴位以胸部的解剖标志定位，这是不太合适的，需进一步商榷。

→主治归纳

部位主治：腹痛，腹泻，疝气。

【操作】直刺1~2寸。

15. 大横（Dàhéng，SP15）

【国标定位】在腹部，脐中旁开4寸（图2-32）。

【详解】

→取穴指南

横平内侧的天枢、肓俞、神阙。

关于"脐中旁开4寸"的解释参见腹结穴。

→主治归纳

部位主治：腹痛、腹泻、便秘等脾胃病证。

【操作】直刺 1 ~ 2 寸。

16. 腹哀 （Fù'āi，SP16）

【国标定位】在上腹部，脐中上 3 寸，前正中线旁开 4 寸（图 2 – 32）。

【详解】

→取穴指南

参见腹结穴。

→主治归纳

部位主治：消化不良、腹痛、便秘、痢疾等脾胃肠腑病证。

【操作】直刺 1 ~ 1.5 寸。

17. 食窦 （Shídòu，SP17）

【国标定位】在胸部，第 5 肋间隙，前正中线旁开 6 寸（图2 – 33）。

【详解】

→取穴指南

在胸骨上部略呈高起的部位是胸骨角，与胸骨角相平的肋骨为第 2 肋骨，其下为第 2 肋间隙，再向下 3 个肋间隙即为第 5 肋间隙；男性也可以乳头所在的肋间隙为第 4 肋间隙，再向下数 1 肋为第 5 肋间隙。乳头距前正中线为 4 寸，再旁开 2 寸即为 6 寸。与内侧乳根、步廊、中庭，四穴沿第 5 肋间隙呈弧形分布。

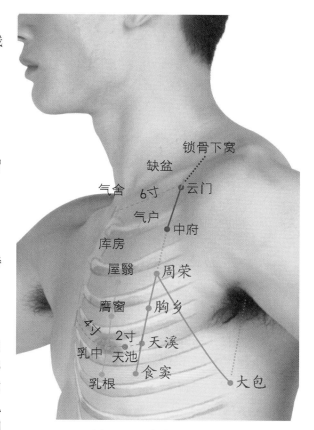

图 2 – 33　食窦—大包

→主治归纳

（1）部位主治：胸胁胀痛。

（2）脏腑主治：①噫气、反胃、腹胀等胃气失降性病证；②水肿（脾不运化水湿）。

【操作】斜刺或平刺 0.5 ~ 0.8 寸。本经食窦至大包诸穴，深部为肺脏，不可深刺。

18. 天溪 （Tiānxī，SP18）

【国标定位】在胸部，第 4 肋间隙，前正中线旁开 6 寸（图 2 – 33）。

【详解】

→取穴指南

乳头距前正中线为 4 寸，乳头再向外旁开 2 寸即为 6 寸，还在第 4 肋间隙。横平内侧的乳中、神封、膻中，四穴略呈一弧形分布，其弧度与第 4 肋间隙弧度相应。

→主治归纳

部位主治：①胸胁疼痛，咳嗽；②乳痛，乳少。

【操作】斜刺或向外平刺 0.5 ~ 0.8 寸。

19. 胸乡 （Xiōngxiāng，SP19）

【国标定位】在胸部，第 3 肋间隙，前正中线旁开 6 寸（图 2 – 33）。

【详解】

→取穴指南

参见食窦。膺窗距前正中线为 4 寸，再旁开 2 寸即为 6 寸。横平内侧的膺窗、灵墟、玉堂，四穴略呈一弧形分布，其弧度与第 3 肋间隙弧度相应。

→主治归纳

部位主治：胸胁胀痛。

【操作】斜刺或向外平刺 0.5～0.8 寸。

20. 周荣（Zhōuróng，SP20）

【国标定位】在胸部，第 2 肋间隙，前正中线旁开 6 寸（图 2－33）。

【详解】

→取穴指南

第 2 肋间隙取法参见食窦。屋翳距前正中线为 4 寸，再旁开 2 寸即为 6 寸。横平内侧的屋翳、神藏、紫宫，四穴略呈一弧形分布，其弧度与第 2 肋间隙弧度相应。

→主治归纳

部位主治：①咳嗽，气逆；②胸胁胀满。

【操作】斜刺或向外平刺 0.5～0.8 寸。

21. 大包（Dàbāo，SP21）　脾之大络

【国标定位】在胸外侧区，第 6 肋间隙，在腋中线上（图 2－33）。

【详解】

→取穴指南

关于"第 6 肋间隙"参见食窦。

→主治归纳

（1）部位主治：①气喘；②胸胁痛。

（2）其他主治：①全身疼痛；②四肢无力；③疝气。

【操作】斜刺或向后平刺 0.5～0.8 寸。

五、　手少阴心经穴

1. 极泉（Jíquán，HT1）

【国标定位】在腋区，腋窝中央，腋动脉搏动处（图 2－34）。

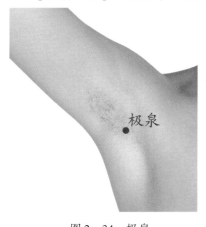

【详解】

→主治归纳

（1）部位主治：腋臭。

（2）经络主治：①肩臂疼痛、胁肋疼痛、臂丛神经损伤等痛证；②上肢针麻用穴。

（3）脏腑主治：心痛、心悸等心疾。

【操作】避开腋动脉，直刺或斜刺 0.3～0.5 寸。

2. 青灵（Qīnglíng，HT2）

【国标定位】在臂前区，肘横纹上 3 寸，肱二头肌的内侧沟中（图 2－35）。

图 2－34　极泉

【详解】

→主治归纳

（1）部位主治：肩臂疼痛。

（2）经络主治：胁痛（心经：下出腋下）。

（3）其他主治：头痛，振寒。

【操作】直刺 0.5 ~ 1 寸。

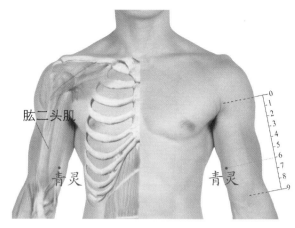

图 2 - 35　青灵

3. 少海（Shàohǎi，HT3）　合穴

【国标定位】在肘前区，横平肘横纹，肱骨内上髁前缘（图 2 - 36）。

【其他定位】

（1）新世纪《针灸学》：屈肘，当肘横纹内侧端与肱骨内上髁连线的中点处。

（2）新世纪《经络腧穴学》：屈肘举臂，在肘横纹内侧端与肱骨内上髁连线的中点处。

（3）《杨甲三取穴经验》：屈肘纹头尽处。

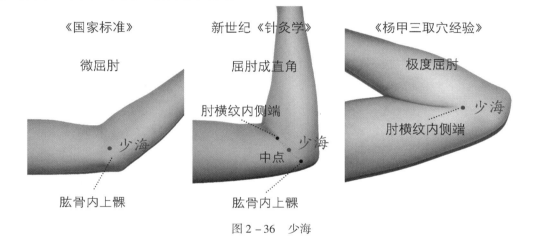

图 2 - 36　少海

【详解】

→取穴指南

《国标》、新世纪《针灸学》和《杨甲三取穴经验》关于此穴定位的体位要求不同，《国标》关于此穴定位的体位未作明确要求，一般是指上肢在自然伸直或微屈状态；新世纪《针灸学》要求屈肘，一般指屈肘成 90°；《杨甲三取穴经验》中的"屈肘"是指极度屈肘。

图 2 - 36 中所示三种定位方法的穴位位置看上去不同，主要是由于前臂的位置不同所致。用这三种方法取出的穴位，当上臂摆成相同体位时，就会发现它们的位置是差不多的。

→主治归纳

（1）部位主治：肘臂挛痛，臂麻手颤。

（2）经络主治：腋胁部痛。

（3）脏腑主治：心痛、癔症等心病、神志病。

（4）其他主治：头项痛，瘰疬。

【操作】直刺 0.5 ~ 1 寸。

4. 灵道（Língdào，HT4）　经穴

【国标定位】在前臂前区，腕掌侧远端横纹上 1.5 寸，尺侧腕屈肌腱的桡侧缘（图 2 - 37）。

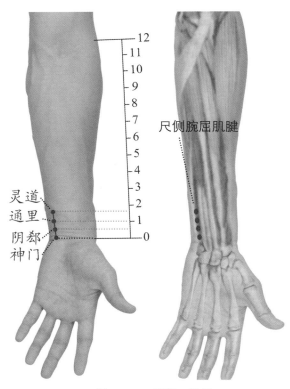

图 2 - 37　灵道—神门

【其他定位】

（1）《杨甲三取穴经验》：平尺骨头上缘，在尺侧腕屈肌腱的桡侧边。

（2）新世纪《经络腧穴学》：在前臂掌侧，当尺侧腕屈肌腱的桡侧缘，腕横纹上 1.5 寸。

【详解】

→取穴指南

新世纪《经络腧穴学》中的"腕横纹"实际上就是指第一腕横纹，即《国标》中的"腕掌侧远端横纹"。《杨甲三取穴经验》中的"平尺骨头上缘"基本上就是腕横纹上 1.5 寸，所以这三种方法基本上是一样的。

→主治归纳

（1）经络主治：①肘臂挛痛；②暴喑（心经：从心系上夹咽）。

（2）脏腑主治：心痛，悲恐善笑。

【操作】直刺 0.3～0.5 寸。不宜深刺，以免伤及血管和神经。留针时，不可做屈腕动作。

5. 通里（Tōnglǐ，HT5）　络穴

【国标定位】在前臂前区，腕掌侧远端横纹上 1 寸，尺侧腕屈肌腱的桡侧缘（图 2 - 37）。

【其他定位】《杨甲三取穴经验》：平尺骨头中部，在尺侧腕屈肌腱的桡侧边。

【详解】

→取穴指南

《杨甲三取穴经验》中的"平尺骨头中部"基本上就是腕横纹上 1 寸。

→主治归纳

（1）部位主治：腕臂痛。

（2）经络主治：①舌强不语；②暴喑（心经：从心系上夹咽）。

（3）脏腑主治：心悸、怔忡等心病。

【操作】直刺 0.3～0.5 寸。不宜深刺，以免伤及血管和神经。留针时，不可做屈腕动作。

6. 阴郄（Yīnxì，HT6）　郄穴

【国标定位】在前臂区，腕掌侧远端横纹上 0.5 寸，尺侧腕屈肌腱的桡侧缘（图 2 - 37）。

【其他定位】《杨甲三取穴经验》：平尺骨头的下缘，在尺侧腕屈肌腱的桡侧边。

【详解】

→取穴指南

《杨甲三取穴经验》中的"平尺骨头的下缘"基本上就是腕横纹上 0.5 寸。

→主治归纳

（1）脏腑主治：心痛、惊悸等心病。

（2）穴性主治：吐血，衄血（阴经郄穴善治出血性疾病）。

（3）其他主治：骨蒸盗汗。

【操作】直刺 0.3～0.5 寸。不宜深刺，以免伤及血管和神经。留针时，不可做屈腕动作。

7. 神门（Shénmén，HT7）　输穴；原穴

【国标定位】在腕前区，腕掌侧远端横纹尺侧端，尺侧腕屈肌腱的桡侧缘（图2－37）。

【其他定位】《杨甲三取穴经验》：豌豆骨的桡侧，掌后第一横纹上。

【详解】

→取穴指南

《国标》中的"腕掌侧远端横纹"与《杨甲三取穴经验》中的"掌后第一横纹"是一样的。《国标》中的"尺侧腕屈肌腱的桡侧缘"与《杨甲三取穴经验》中的"豌豆骨的桡侧"的位置基本一样。

→主治归纳

（1）经络主治：胸胁痛（心经：下出腋下）。

（2）脏腑主治：①心痛、心烦、惊悸、怔忡、健忘、失眠、痴呆、癫狂痫等心与神志病证；②高血压（心主血脉）。

【操作】直刺0.3～0.5寸。

8. 少府（Shàofǔ，HT8）　荥穴

【国标定位】在手掌，横平第5掌指关节近端，第4、5掌骨之间（图2－38）。

【其他定位】

（1）《杨甲三取穴经验》：平四、五掌指关节后，四、五掌骨之间。

（2）新世纪《经络腧穴学》：在手掌面，第4、5掌骨之间，握拳时，当小指尖处。

（3）新世纪《针灸学》：在手掌面，第4、5掌骨之间，握拳时当小指与无名指指端之间。

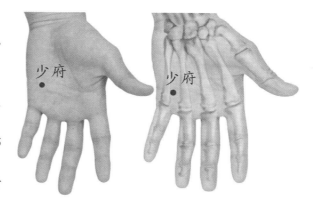

图2－38　少府

【详解】

→取穴指南

《国标》和《杨甲三取穴经验》中的定位较好，是以最近的解剖标志"4、5掌指关节"为标志的。而新世纪《经络腧穴学》和《针灸学》中的定位是以握拳时，小指尖或无名指的位置确定穴位，因握拳有松紧，很难把握，可作为简便取穴法参考。

→主治归纳

（1）部位主治：小指挛痛。

（2）脏腑主治：心悸、心痛等心胸病。

（3）其他主治：①阴痒、阴痛；②痈疡。

【操作】直刺0.3～0.5寸。

9. 少冲（Shàochōng，HT9）　井穴

【国标定位】在手指，小指末节桡侧，指甲根角侧上方0.1寸（图2－39）。

【其他定位】

（1）新世纪《经络腧穴学》：在手小指末节桡侧，距指甲角0.1寸。

（2）《杨甲三取穴经验》：小指桡侧爪甲角的根部。

（3）新世纪《针灸学》：小指桡侧指甲根角旁0.1寸。

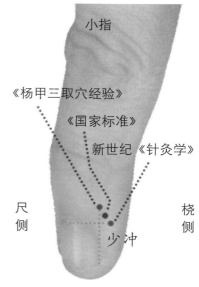

图2－39　少冲

【详解】

→取穴指南

参见少商。

→主治归纳

（1）经络主治：胸胁痛。

（2）脏腑主治：心悸、心痛、癫狂、昏迷等心及神志病证。

（3）穴性主治：热病（井穴善治热病）。

【操作】浅刺0.1寸，或点刺出血。

六、 手太阳小肠经穴

1. 少泽 （Shàozé，SI1） 井穴

【国标定位】在手指，小指末节尺侧，指甲根角侧上方0.1寸（图2-40）。

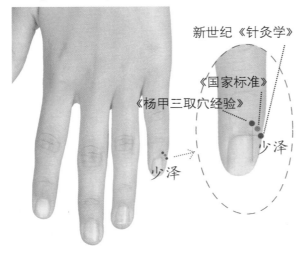

图2-40 少泽

【其他定位】

（1）新世纪《经络腧穴学》：在手小指末节尺侧，距指甲角0.1寸。

（2）新世纪《针灸学》：小指尺侧指甲根角旁约0.1寸。

（3）《杨甲三取穴经验》：小指爪甲角的尺侧根部。

【详解】

→取穴指南

参见少商。

→主治归纳

（1）经络主治：头痛、目翳、咽喉肿痛等头面五官病证（小肠经：循咽下膈，至目锐眦。其支者，至目内眦）。

（2）穴性主治：昏迷、热病等急症、热证（井穴善治热病、昏迷）。

（3）其他主治：乳痈、乳少等乳疾。

【操作】浅刺0.1寸或点刺出血。孕妇慎用。

2. 前谷 （Qiángǔ，SI2） 荥穴

【国标定位】在手指，第5掌指关节尺侧远端赤白肉际凹陷中（图2-41）。

【其他定位】

（1）新世纪《经络腧穴学》：在手尺侧，微握拳，当小指本节（第5掌指关节）前的掌指横纹头赤白肉际。

（2）新世纪《针灸学》：微握拳，第5掌指关节前尺侧，掌指横纹头赤白肉际。

（3）《杨甲三取穴经验》：在第五掌指关节前，在赤白肉际上。

【详解】

→取穴指南

以上取法的位置基本一样，《国标》的描述简洁、明确。

→主治归纳

（1）经络主治：头痛、目痛、耳鸣、咽喉肿痛等头面五官病证（小肠经：循咽下膈。其支者，至目锐眦，却入耳中。其支者，至目内眦）。

（2）穴性主治：热病（荥穴善治热病）。

（3）其他主治：乳痈，乳汁少。

【操作】直刺0.3~0.5寸。

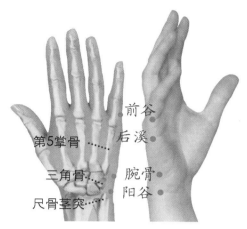

前谷

第5掌骨 …… 后溪

三角骨 …… 腕骨

尺骨茎突 …… 阳谷

图2-41 前谷—阳谷

3. 后溪（Hòuxī，SI3） 输穴；八脉交会穴（通督脉）

【国标定位】在手内侧，第5掌指关节尺侧近端赤白肉际凹陷中（图2-41）。

【其他定位】

（1）新世纪《经络腧穴学》：在手掌尺侧，微握拳，当小指本节（第5掌指关节）后的远侧掌横纹头赤白肉际。

（2）新世纪《针灸学》：微握拳，第5掌指关节后尺侧的远侧掌横纹头赤白肉际。

（3）《杨甲三取穴经验》：在第五掌指关节后，在赤白肉际上。

【详解】

→取穴指南

以上取法的位置基本一样，《国标》的描述简洁、明确。

→主治归纳

（1）部位主治：手指挛痛。

（2）经络主治：①肘臂挛痛；②耳聋，目赤（至目锐眦，却入耳中）。

（3）穴性主治：①头项强痛、腰背痛；②癫狂痫，疟疾（八脉交会穴，通于督脉。督脉：起于下极之俞，并于脊里，上至风府，入属于脑）。

【操作】直刺0.5~1寸。治手指挛痛可透刺合谷穴。

4. 腕骨（Wǎngǔ，SI4） 原穴

【国标定位】在腕区，第5掌骨底与三角骨之间的赤白肉际凹陷中（图2-41）。

【其他定位】

（1）新世纪《针灸学》：第5掌骨基底与三角骨之间的凹陷处，赤白肉际。

（2）《杨甲三取穴经验》：在三角骨前，赤白肉际上。

（3）新世纪《经络腧穴学》：在手掌尺侧，当第5掌骨基底与钩骨之间的凹陷处，赤白肉际。

【详解】

→取穴指南

由后溪向沿掌骨向近端直推至一突起骨，就是三角骨，三角骨前的凹陷中就是腕骨穴。新世纪《经络腧穴学》中提到的"钩骨"在第5掌骨基底与三角骨之间的桡侧，也就是在第5掌骨基底与三角骨之间的凹陷的深处，体表是摸不到的，故不能作为取穴标志。

→主治归纳

（1）部位主治：指挛腕痛。

（2）经络主治：①目翳；②头项强痛（与足太阳膀胱经交接。膀胱经：其直者，从颠入络脑，还出别下项）。

（3）其他主治：黄疸，热病，疟疾。

【操作】直刺 0.3 ~ 0.5 寸。

5. 阳谷（Yánggǔ，SI5）　经穴

【国标定位】在腕后区，尺骨茎突与三角骨之间的凹陷中（图 2 – 41）。

【其他定位】

（1）新世纪《经络腧穴学》：在手腕尺侧，当尺骨茎突与三角骨之间的凹陷处。

（2）新世纪《针灸学》：腕背横纹尺侧端，当尺骨茎突与三角骨之间的凹陷处。

（3）《杨甲三取穴经验》：在三角骨后，赤白肉际上。

【详解】

→取穴指南

各书定位一致。

→主治归纳

（1）部位主治：腕痛。

（2）经络主治：①颈颔肿（从缺盆循颈），臂外侧痛（直上循臂骨下廉，出肘内侧两筋之间，上循臑外后廉）；②头痛、目眩（至目锐眦；至目内眦）、耳鸣、耳聋（却入耳中）等头面五官病证；③癫狂痫（与足太阳膀胱经交接。膀胱经：其直者，从颠入络脑）。

（3）其他主治：热病。

【操作】直刺 0.3 ~ 0.5 寸。

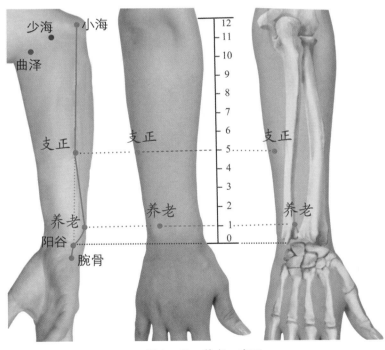

图 2 – 42　养老、支正

6. 养老（Yǎnglǎo，SI6）　郄穴

【国标定位】在前臂后区，腕背横纹上 1 寸，尺骨头桡侧凹陷中（图 2 – 42）。

【其他定位】

（1）新世纪《经络腧穴学》：在前臂背面尺侧，当尺骨小头近端桡侧凹陷中。

（2）《杨甲三取穴经验》：手心向下体位，在尺骨小头高点，当手心向胸时，转手则骨开处取穴。

【详解】

→取穴指南

此穴应分两种体位来说明。当即掌心向胸，在尺骨小头的桡侧缘，于尺骨小头最高点水平的骨缝中取穴。当掌心向下时，在尺骨小头的最高点上取穴。

→主治归纳

经络主治：①肩、背、肘、臂酸痛；②目视不明（小肠经：其支者，至目锐眦。其支者，至目内眦）。

【操作】直刺或斜刺 0.5 ~ 0.8 寸。强身保健可用温和灸。

7. 支正（Zhīzhèng，SI7）　络穴

【国标定位】在前臂后区，腕背侧远端横纹上5寸，尺骨尺侧与尺侧腕屈肌腱之间（图2-42）。

【其他定位】

（1）新世纪《针灸学》：掌心对胸，阳谷与小海的连线上，腕背横纹上5寸。

（2）新世纪《经络腧穴学》：在前臂背面尺侧，当阳谷与小海的连线上，腕背横纹上5寸。

（3）《杨甲三取穴经验》：阳谷穴上5寸，尺骨内侧边上。

【详解】

→取穴指南

《国标》和《杨甲三取穴经验》都说明了该穴在尺骨的掌面骨边，这最符合针灸取穴的基本原则，方便、容易、客观。新世纪《经络腧穴学》和《针灸学》中的定位在"阳谷与小海的连线上"，这样取穴不准确、不方便。

→主治归纳

（1）部位主治：肘臂酸痛。

（2）经络主治：①头痛，项强；②癫狂（与足太阳膀胱经交接。膀胱经：其直者，从颠入络脑）。

（3）其他主治：①热病；②疣症。

【操作】直刺或斜刺0.5~0.8寸。

8. 小海（Xiǎohǎi，SI8）　合穴

【国标定位】在肘后区，尺骨鹰嘴与肱骨内上髁之间凹陷中（图2-43）。

【详解】

→取穴指南

肘关节内侧骨骼突起处为肱骨内上髁，肘尖即为尺骨鹰嘴，二者之间的凹陷即是该穴。这个凹陷也叫尺神经沟，用手指弹敲此处时有触电麻感直达小指。

→主治归纳

（1）部位主治：肘臂疼痛、麻木。

（2）经络主治：癫痫（与足太阳膀胱经交接。膀胱经：其直者，从颠入络脑）。

【操作】直刺0.3~0.5寸。

9. 肩贞（Jiānzhēn，SI9）

【国标定位】在肩胛区，肩关节后下方，腋后纹头直上1寸（图2-44）。

【详解】

→主治归纳

（1）部位主治：肩臂疼痛。

（2）经络主治：上肢不遂。

（3）其他主治：瘰疬。

【操作】直刺1~1.5寸。不宜向胸侧深刺。

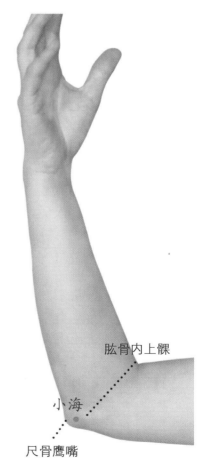

肱骨内上髁

小海

尺骨鹰嘴

图2-43　小海

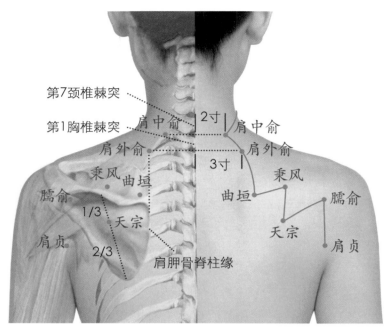

图 2-44 肩贞—肩中俞

10. 臑俞（Nàoshù，SI10）

【国标定位】在肩胛区，腋后纹头直上，肩胛冈下缘凹陷中（图 2-44）。

【详解】

→主治归纳

（1）部位主治：肩臂疼痛，肩不举。

（2）其他主治：瘰疬。

【操作】直刺或斜刺 0.5~1.5 寸。不宜向胸侧深刺。

11. 天宗（Tiānzōng，SI11）

【国标定位】在肩胛区，肩胛冈中点与肩胛骨下角连线上 1/3 与下 2/3 交点凹陷中（图 2-44）。

【其他定位】

（1）新世纪《针灸学》：在肩胛冈下窝中央凹陷处，约当肩胛冈下缘与肩胛下角的上 1/3 折点处取穴。

（2）新世纪《经络腧穴学》：在肩胛区，当冈下窝中央凹陷处，与第 4 胸椎相平。

（3）《杨甲三取穴经验》：肩胛冈中点下缘下 1 寸。

【详解】

→取穴指南

由于冈下窝这个凹陷较大而平坦，且形状不太规则，故要找到中央凹陷或最凹陷处都不容易。所以《国标》中用连线的方法和《杨甲三取穴经验》中用某一点直下的方法较好，但这两种定位方法所取出的穴位位置略有不同。

新世纪《经络腧穴学》的取法虽说是"与第 4 胸椎相平"，但由于冈下窝凹陷太大，左右位置（即横坐标）仍不能明确。新世纪《针灸学》的取法用"肩胛冈下缘"与某一点连线，要知道"肩胛冈下缘"是一条线，无法与某一点连线。

→主治归纳

（1）部位主治：肩胛疼痛、肩背部损伤等。

（2）其他主治：气喘。

【操作】直刺或斜刺 0.5~1 寸。遇到阻力不可强行进针。

12. 秉风（Bǐngfēng，SI12）

【国标定位】在肩胛区，肩胛冈中点上方冈上窝中（图 2-44）。

【其他定位】

（1）新世纪《经络腧穴学》：在肩胛部，冈上窝中央，天宗直上，举臂有凹陷处。

（2）《杨甲三取穴经验》：肩胛冈中点上缘上 1 寸。

【详解】

→取穴指南

《国标》和新世纪《经络腧穴学》定取该穴基本上都以"冈上窝中"为准，所以是一样的。《杨甲三取穴经验》中的"肩胛冈中点上缘上 1 寸"可能比"冈上窝中"的凹陷略偏上。

→主治归纳

（1）部位主治：肩胛疼痛。

（2）经络主治：上肢酸麻等上肢病证。

【操作】直刺或斜刺 0.5～2 寸。

13. 曲垣（Qūyuán，SI13）

【国标定位】在肩胛区，肩胛冈内侧端上缘凹陷中（图 2－44）。

【其他定位】

（1）《杨甲三取穴经验》：肩胛冈内端上缘外一寸。

（2）新世纪《经络腧穴学》：在肩胛部，冈上窝内侧端，当臑俞与第 2 胸椎棘突连线的中点处。

（3）新世纪《针灸学》：肩胛骨冈上窝内侧端，在臑俞穴与第 2 胸椎棘突连线的中点处。

【详解】

→取穴指南

该穴在冈上窝内侧端，取穴时应先找到肩胛冈内侧端，在内侧端上缘略往外的凹陷中。所以《国标》中的"内侧端上缘凹陷中"有一点问题，因为内侧端上缘还不是一个很好的凹陷。《杨甲三取穴经验》中的描述较为确切。新世纪《经络腧穴学》和《针灸学》中用了"臑俞与第 2 胸椎棘突连线的中点"定取该穴的方法更不好，因为无论是"臑俞"，还是"第 2 胸椎棘突"都不在肩胛骨上，定取肩胛骨上的穴位最好用肩胛骨的标志，即最近的解剖标志。

→主治归纳

部位主治：肩胛疼痛。

【操作】直刺或斜刺 0.5～1 寸。宜向锁骨上窝上方刺，不宜向胸部深刺。

14. 肩外俞（Jiānwàishù，SI14）

【国标定位】在脊柱区，第 1 胸椎棘突下，后正中线旁开 3 寸（图 2－44）。

【详解】

→取穴指南

先找到第 7 颈椎棘突（颈部最高棘突），其下面一个棘突就是第 1 胸椎棘突，第 1 胸椎棘突下缘水平旁开，并直对肩胛骨脊柱缘即是该穴。

→主治归纳

部位主治：肩背疼痛、颈项强急等肩背、颈项痹症。

【操作】斜刺 0.5～0.8 寸。不宜深刺。

15. 肩中俞（Jiānzhōngshù，SI15）

【国标定位】在脊柱区，第 7 颈椎棘突下，后正中线旁开 2 寸（图 2－44）。

【其他定位】

（1）新世纪《经络腧穴学》：在背部，当第 7 颈椎棘突下，旁开 2 寸。

（2）《杨甲三取穴经验》：第一胸椎棘突上缘旁开 2 寸处。

【详解】

→取穴指南

先找到第 7 颈椎棘突（颈部最高棘突），它的下缘水平旁开 2 寸即是该穴。

→主治归纳

部位主治：①咳嗽，气喘；②肩臂疼痛。

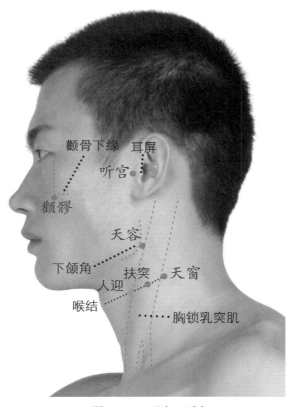

图 2 - 45　天窗—听宫

【操作】斜刺 0.5 ~ 0.8 寸。不宜深刺。

16. 天窗（Tiānchuāng，SI16）

【国标定位】在颈部，横平喉结，胸锁乳突肌的后缘（图 2 - 45）。

【其他定位】

（1）《杨甲三取穴经验》：平结喉，胸锁乳突肌的后缘取之。

（2）新世纪《经络腧穴学》：在颈外侧部，胸锁乳突肌的后缘，扶突后，与喉结相平。

【详解】

→取穴指南

以上取法的位置一样。取一侧穴，令患者头转向对侧以显露胸锁乳突肌，抗阻力转动时则肌肉显露更明显。找到胸锁乳突肌的后缘，平喉结，这里的"平"是沿颈部横纹斜向后上。本穴与人迎、扶突均横平喉结，三者的位置关系为：胸锁乳突肌前缘处为人迎，后缘为天窗，前后缘中间为扶突。

→主治归纳

部位主治：①耳鸣、耳聋、咽喉肿痛、暴喑等五官病证；②颈项强痛。

【操作】直刺 0.5 ~ 1 寸。

17. 天容（Tiānróng，SI17）

【国标定位】在颈部，下颌角后方，胸锁乳突肌的前缘凹陷中（图 2 - 45）。

【其他定位】

（1）新世纪《经络腧穴学》：在颈外侧部，当下颌角的后方，胸锁乳突肌的前缘凹陷中。

（2）《杨甲三取穴经验》：平下颌角，胸锁乳突肌的前缘取之。

【详解】

→取穴指南

以上取法的位置基本一样。先找到下颌角，它的后方，并在胸锁乳突肌前缘的凹陷中。

→主治归纳

部位主治：①耳鸣、耳聋、咽喉肿痛等五官病证；②头痛，颈项强痛。

【操作】直刺 0.5 ~ 1 寸。注意避开血管。

18. 颧髎（Quánliáo，SI18）

【国标定位】在面部，颧骨下缘，目外眦直下凹陷中（图 2 - 45）。

【其他定位】

（1）新世纪《经络腧穴学》：在面部，当目外眦直下，颧骨下缘凹陷处。

（2）《杨甲三取穴经验》：颧骨高点骨下取之。

【详解】

→取穴指南

《杨甲三取穴经验》中的"颧骨高点骨下"与其他两种定位的"目外眦直下，颧骨下缘凹陷"的位置基本一样。也就是说"颧骨高点"基本上直对"目外眦"。

→主治归纳

部位主治：口眼歪斜、眼睑瞤动、齿痛、三叉神经痛等面部病证。

【操作】直刺0.3~0.5寸，斜刺或平刺0.5~1寸。

19. 听宫（Tīnggōng，SI 19）

【国标定位】在面部，耳屏正中与下颌骨髁状突之间的凹陷中（图2-45）。

【其他定位】

（1）新世纪《经络腧穴学》：在面部，耳屏前，下颌骨髁状突的后方，张口时呈凹陷处。

（2）《杨甲三取穴经验》：耳屏前凹陷。

【详解】

→取穴指南

各种定位都以"耳屏前""凹陷"为准，所以位置都一样。

→主治归纳

部位主治：①耳鸣、耳聋、聤耳等耳疾；②齿痛。

【操作】张口，直刺1~1.5寸。留针时应保持一定的张口姿势。

七、足太阳膀胱经穴

1. 睛明（Jīngmíng，BL1）

【国标定位】在面部，目内眦内上方眶内侧壁凹陷中（图2-46）。

【其他定位】

（1）新世纪《经络腧穴学》：在面部，目内眦角稍上方凹陷处。

（2）《杨甲三取穴经验》：内眼角外上方。

（3）新世纪《针灸学》：目内眦角稍内上方凹陷处。

（4）五版《针灸学》：目内眦旁0.1寸。

【详解】

→取穴指南

该穴只有取在目内眦稍上方或外上方的凹陷中（新世纪《经络腧穴学》《杨甲三取穴经验》的取法），才能在眼眶内。而"目内眦旁"或"目内眦内上方"

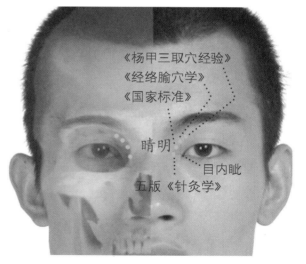

图2-46 睛明

都在眼眶上（《国标》、新世纪《针灸学》和五版《针灸学》的取法），并非本穴的正确位置。

《国标》关于此穴定位的描述是有问题的，"目内眦内上方"就不可能在"眶内侧壁"，二者是相互矛盾的。

→主治归纳

（1）部位主治：目赤肿痛、流泪、视物不明、目眩、近视、夜盲、色盲等目疾。

（2）经络主治：急性腰扭伤、坐骨神经痛。

（3）其他主治：心动过速。

【操作】嘱患者闭目，医者押手推眼球向外侧固定，刺手缓慢进针，紧靠眼眶直刺，0.5~1寸。遇到阻力时，不宜强行进针，应改变进针方向或退针。不捻转，不提插（或只轻微地捻转和提插）。出针后按压针孔片刻，以防出血。针具宜细，消毒宜严。禁灸。

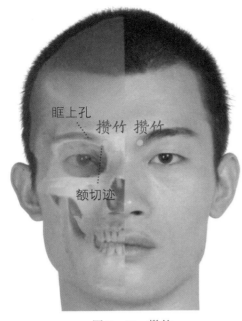

图 2 – 47　攒竹

2. 攒竹（Cuánzhú，BL2）

【国标定位】在面部，眉头凹陷中，额切迹处（图 2 – 47）。

【其他定位】

（1）五版《针灸学》：眉头凹陷中。

（2）新世纪《针灸学》：眉头凹陷中，约在目内眦直上。

（3）新世纪《经络腧穴学》：在面部，当眉头陷中，眶上切迹处。

（4）《杨甲三取穴经验》：在眉头眶上孔。

【详解】

→取穴指南

本来攒竹的取法很简单，就在"眉头凹陷中"。但有的说在"额切迹处"，有的说"眶上切迹处"，有的说在"眶上孔"，如果说眉头有一个凹陷的话，应该是《国标》中的"额切迹"。新世纪《经络腧穴学》中的"眶上切迹"和《杨甲三取穴经验》中的"眶上孔"是同一部位，在上眼眶的中部，并不符合"眉头凹陷"的部位，所以其描述是有问题的。

→主治归纳

（1）部位主治：①头痛，眉棱骨痛；②眼睑𥆧动、眼睑下垂、口眼歪斜、目视不明、目赤肿痛、流泪等目部病证。

（2）其他主治：呃逆。

【操作】可向眉中或向眼眶内缘平刺或斜刺 0.5 ~ 0.8 寸。禁灸。

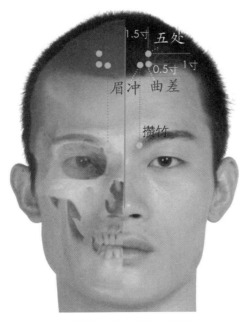

图 2 – 48　眉冲—五处

3. 眉冲（Méichōng，BL3）

【国标定位】在头部，额切迹直上入发际 0.5 寸（图 2 – 48）。

【其他定位】

（1）《杨甲三取穴经验》：攒竹穴直上，入发际五分处。

（2）新世纪《经络腧穴学》：在头部，当攒竹直上入发际 0.5 寸，神庭与曲差连线之间。

【详解】

→取穴指南

各定位的描述虽不同，但位置是一样的。

→主治归纳

（1）部位主治：头痛，目眩。

（2）经络主治：鼻塞，鼻衄（手太阳小肠经与足太阳膀胱经交接。小肠经：其支者，别颊上𩠹，抵鼻）。

【操作】平刺 0.3 ~ 0.5 寸。

4. 曲差（Qūchā，BL4）

【国标定位】在头部，前发际正中直上0.5寸，旁开1.5寸（图2－48）。

【其他定位】

（1）新世纪《经络腧穴学》：在头部，当前发际正中直上0.5寸，旁开1.5寸，即神庭与头维连线的内1/3与中1/3交点上。

（2）《杨甲三取穴经验》：入发五分，旁开头正中线一寸半。

【详解】

→取穴指南

各书定位的描述虽略不同，但位置是一样的。

→主治归纳

（1）部位主治：头痛，目眩。

（2）经络主治：鼻塞，鼻衄（手太阳小肠经与足太阳膀胱经交接。小肠经：其支者，别颊上䪼，抵鼻）。

【操作】平刺0.5～0.8寸。

5. 五处（Wǔchù，BL5）

【国标定位】在头部，前发际正中直上1寸，旁开1.5寸（图2－48）。

【其他定位】

（1）新世纪《经络腧穴学》：在头部，当前发际正中直上1寸，旁开1.5寸。

（2）新世纪《针灸学》：前发际正中直上1寸，旁开1.5寸，即曲差穴上0.5寸。

【详解】

→取穴指南

各书定位的描述虽略不同，但位置是一样的。

→主治归纳

部位主治：①头痛，目眩；②癫痫。

【操作】平刺0.5～0.8寸。

6. 承光（Chéngguāng，BL6）

【国标定位】在头部，前发际正中直上2.5寸，旁开1.5寸（图2－49）。

【详解】

→取穴指南

先定百会穴（两耳尖直上，头正中线上），前发际中点至百会穴是5寸，二者的中点就是"前发际正中直上2.5寸"，再旁开1.5寸就是该穴。

→主治归纳

（1）部位主治：头痛，目眩。

（2）经络主治：鼻塞（手太阳小肠经与足太阳膀胱经交接。小肠经：其支者，别颊上䪼，抵鼻）。

（3）其他主治：热病。

【操作】平刺0.3～0.5寸。

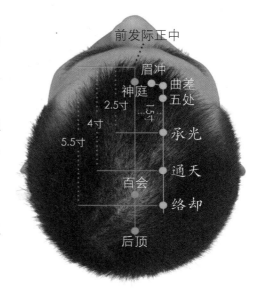

图2－49　承光—络却

7. 通天（Tōngtiān，BL7）

【国标定位】在头部，前发际正中直上4寸，旁开1.5寸（图2－49）。

【详解】

→取穴指南

百会穴前1寸，再旁开1.5寸。

→主治归纳

（1）部位主治：头痛，眩晕。

（2）经络主治：鼻塞、鼻衄、鼻渊等鼻部疾病（手太阳小肠经与足太阳膀胱经交接。小肠经：其支者，别颊上䪼，抵鼻）。

【操作】平刺0.3~0.5寸。

8. 络却（Luòquè，BL8）

【国标定位】在头部，前发际正中直上5.5寸，旁开1.5寸（图2－49）。

【详解】

→取穴指南

百会穴后0.5寸，再旁开1.5寸。

→主治归纳

（1）部位主治：头晕。

（2）经络主治：目视不明、耳鸣（膀胱足太阳之脉，起于目内眦，上额，交颠。其支者，从颠至耳上角）。

【操作】平刺0.3~0.5寸。

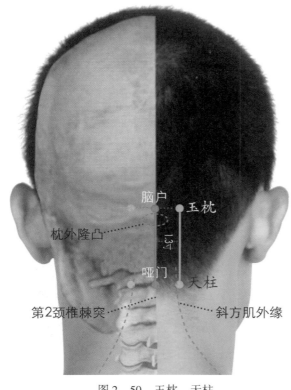

图2－50　玉枕、天柱

9. 玉枕（Yùzhěn，BL9）

【国标定位】在头部，横平枕外隆凸上缘，后发际正中旁开1.3寸（图2－50）。

【其他定位】

（1）《杨甲三取穴经验》：枕外粗隆上缘，旁开1.3寸。

（2）新世纪《针灸学》：在后头部，当后发际正中直上2.5寸，旁开1.3寸，平枕外隆凸上缘的凹陷处。

【详解】

→取穴指南

以上取法的位置基本一样。"后发际正中旁开1.3寸"约为斜方肌外侧缘直上，"枕外隆凸上缘"即为脑户穴。

→主治归纳

（1）部位主治：头项痛。

（2）经络主治：①目痛；②鼻塞。

【操作】平刺0.3~0.5寸。

10. 天柱（Tiānzhù，BL10）

【国标定位】在颈后区，横平第2颈椎棘突上缘，斜方肌外缘凹陷中（图2-50）。

【其他定位】

（1）《杨甲三取穴经验》：后发际中点上五分，旁开1寸3分处。

（2）新世纪《针灸学》：后发际正中直上0.5寸（哑门穴），旁开1.3寸，当斜方肌外缘凹陷中。

（3）新世纪《经络腧穴学》：在项部，大筋（斜方肌）外缘之后发际凹陷中，约当后发际正中旁开1.3寸。

【详解】

→取穴指南

后发际正中直上0.5寸（哑门穴）也就是在第2颈椎棘突上缘，所以关于这一点，《国标》和《杨甲三取穴经验》、新世纪《针灸学》的取法是一样的。不同的是新世纪《经络腧穴学》关于该穴的定位没有说"后发际正中直上0.5寸"或"在第2颈椎棘突上缘"，只是说在"大筋（斜方肌）外缘之后发际凹陷中"，就是斜方肌外缘与后发际相交的凹陷中。旁开1.3寸就是斜方肌外缘，所以关于这一点，各种取法是一样的。

→主治归纳

（1）部位主治：后头痛、项强。

（2）经络主治：①鼻塞；②肩背腰痛；③癫狂痫（膀胱足太阳之脉，其直者，从颠入络脑）。

（3）其他主治：热病。

【操作】直刺或斜刺0.5~0.8寸，不可向内上方深刺，以免伤及延髓。

11. 大杼（Dàzhù，BL11）　八会穴之骨会

【国标定位】在脊柱区，第1胸椎棘突下，后正中线旁开1.5寸（图2-51）。

【详解】

→取穴指南

先找到第7颈椎棘突（低头，颈部最高的棘突），它下面的一个棘突即是第1胸椎棘突，第1胸椎棘突下再旁开1.5寸即是该穴。这里的1.5寸为后正中线至肩胛骨脊柱缘的一半。

→主治归纳

部位主治：①咳嗽；②项强，肩背痛。

【操作】斜刺0.5~0.8寸。本经背部诸穴，不宜深刺，以免伤及内部重要脏器。

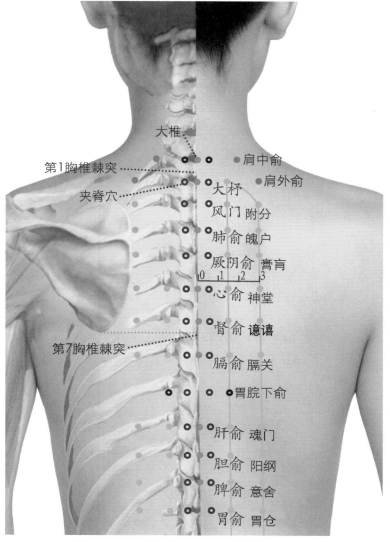

图2-51　大杼—胃俞

12. 风门 （Fēngmén，BL12）

【国标定位】在脊柱区，第2胸椎棘突下，后正中线旁开1.5寸（图2-51）。

【详解】

→取穴指南

参见大杼。

→主治归纳

（1）部位主治：项强、胸背痛。

（2）其他主治：感冒、咳嗽、发热、头痛等外感病证。

【操作】斜刺0.5~0.8寸。

13. 肺俞 （Fèishù，BL13）　　肺之背俞穴

【国标定位】在脊柱区，第3胸椎棘突下，后正中线旁开1.5寸（图2-51）。

【详解】

→取穴指南

参见大杼。

→主治归纳

（1）穴性主治：咳嗽、气喘、咯血等肺疾（肺之背俞穴）。

（2）其他主治：骨蒸潮热、盗汗等阴虚病证。

【操作】斜刺0.5~0.8寸。

14. 厥阴俞 （Juéyīnshù，BL14）　　心包之背俞穴

【国标定位】在脊柱区，第4胸椎棘突下，后正中线旁开1.5寸（图2-51）。

【详解】

→取穴指南

参见大杼。

→主治归纳

（1）部位主治：①咳嗽、胸闷；②呕吐。

（2）穴性主治：心痛、心悸。

【操作】斜刺0.5~0.8寸。

15. 心俞 （Xīnshù，BL15）　　心之背俞穴

【国标定位】在脊柱区，第5胸椎棘突下，后正中线旁开1.5寸（图2-51）。

【详解】

→取穴指南

参见大杼。

→主治归纳

（1）部位主治：咳嗽，吐血。

（2）穴性主治：心痛、心悸、失眠、健忘、癫痫等心与神志病变。

（3）其他主治：盗汗，遗精。

【操作】斜刺0.5~0.8寸。

16. 督俞（Dūshù，BL16）

【国标定位】在脊柱区，第6胸椎棘突下，后正中线旁开1.5寸（图2-51）。

【详解】

→取穴指南

参见大杼。

→主治归纳

（1）部位主治：①心痛、胸闷；②腹胀、腹痛、肠鸣、呃逆等胃肠病证。

（2）其他主治：寒热，气喘。

【操作】斜刺0.5~0.8寸。

17. 膈俞（Géshù，BL17）　八会穴之血会

【国标定位】在脊柱区，第7胸椎棘突下，后正中线旁开1.5寸（图2-51）。

【详解】

→取穴指南

先找到肩胛骨下角，与此相平的棘突即是第7胸椎棘突，其下缘再旁开1.5寸即是该穴，这里的1.5寸为后正中线至肩胛骨脊柱缘的一半。也可以先找到第7颈椎棘突，向下数到第7胸椎棘突。

→主治归纳

（1）穴性主治：①贫血；②隐疹，皮肤瘙痒。

（2）其他主治：①呕吐、呃逆、气喘、吐血等上逆之证（本穴是膈气转输于后背体表的部位）；②潮热，盗汗。

【操作】斜刺0.5~0.8寸。

18. 肝俞（Gānshù，BL18）　肝之背俞穴

【国标定位】在脊柱区，第9胸椎棘突下，后正中线旁开1.5寸（图2-51）。

【详解】

→取穴指南

参见膈俞。

→主治归纳

（1）部位主治：脊背痛。

（2）经络主治：癫狂痫（足太阳膀胱经：从颠入络脑）。

（3）穴性主治：①胁痛、黄疸等肝胆疾病；②目赤、目视不明、夜盲、迎风流泪等目疾。

【操作】斜刺0.5~0.8寸。

19. 胆俞（Dǎnshù，BL19）　胆之背俞穴

【国标定位】在脊柱区，第10胸椎棘突下，后正中线旁开1.5寸（图2-51）。

【详解】

→取穴指南

参见膈俞。

→主治归纳

（1）穴性主治：胁痛、黄疸、肝胆疾病。

（2）其他主治：肺痨，潮热。

【操作】斜刺0.5~0.8寸。

20. 脾俞（Píshù，BL20）　脾之背俞穴

【国标定位】在脊柱区，第11胸椎棘突下，后正中线旁开1.5寸（图2-51）。

【详解】

→取穴指南

参见膈俞。

→主治归纳

（1）部位主治：背痛。

（2）穴性主治：腹胀、纳呆、呕吐、腹泻、痢疾、便血、水肿等脾胃肠腑疾病。

【操作】斜刺0.5~0.8寸。

21. 胃俞（Wèishù，BL21）　胃之背俞穴

【国标定位】在脊柱区，第12胸椎棘突下，后正中线旁开1.5寸（图2-51）。

【详解】

→取穴指南

参见膈俞。

→主治归纳

穴性主治：胃脘痛、呕吐、腹胀、肠鸣等胃疾。

【操作】斜刺0.5~0.8寸。

22. 三焦俞（Sānjiāoshù，BL22）　三焦之背俞穴

【国标定位】在脊柱区，第1腰椎棘突下，后正中线旁开1.5寸（图2-52）。

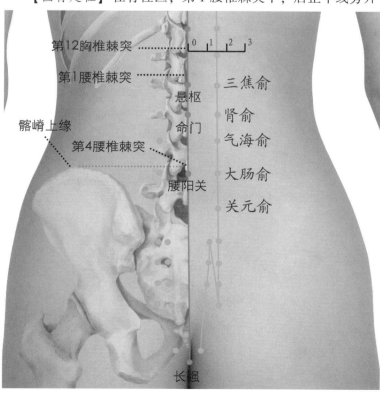

图2-52　三焦俞—关元俞

【详解】

→取穴指南

参见膈俞。

→主治归纳

（1）部位主治：腰背强痛。

（2）穴性主治：小便不利、水肿等三焦气化不利病证。

（3）其他主治：腹胀、呕吐、腹泻、痢疾、肠鸣等脾胃肠腑疾病。

【操作】直刺0.5~1寸。

23. 肾俞（Shènshù，BL23）　肾之背俞穴

【国标定位】在脊柱区，第2腰椎棘突下，后正中线旁开1.5寸（图2-52）。

【详解】

→取穴指南

先找到第4腰椎棘突（平髂嵴上缘），向上数到第2腰椎棘突，其下缘再旁开1.5寸即是该穴，这里的1.5寸

为后正中线至肩胛骨脊柱缘的一半。

→主治归纳

穴性主治：①头晕、耳聋、耳鸣、腰酸痛等肾虚病证；②遗尿、遗精、阳痿、早泄、不育等生殖泌尿系疾患；③月经不调、带下、不孕等妇科病证。

【操作】　直刺 0.5~1 寸。

24. 气海俞 （Qìhǎishù，BL24）

【国标定位】在脊柱区，第 3 腰椎棘突下，后正中线旁开 1.5 寸（图 2-52）。

【详解】

→取穴指南

参见肾俞。

→主治归纳

部位主治：①腰痛；②肠鸣腹胀；③痛经。

【操作】　直刺 0.5~1 寸。

25. 大肠俞 （Dàchángshù，BL25）　　大肠之背俞穴

【国标定位】在脊柱区，第 4 腰椎棘突下，后正中线旁开 1.5 寸（图 2-52）。

【详解】

→取穴指南

第 4 腰椎棘突平髂嵴上缘，其下缘旁开 1.5 寸即大肠俞。

→主治归纳

（1）经络主治：腰腿痛。

（2）穴性主治：腹胀、腹泻、便秘等胃肠病证。

【操作】　直刺 0.8~1.2 寸。

26. 关元俞 （Guānyuánshù，BL26）

【国标定位】在脊柱区，第 5 腰椎棘突下，后正中线旁开 1.5 寸（图 2-52）。

【详解】

→取穴指南

参见大肠俞。

→主治归纳

（1）部位主治：①腰骶痛；②腹胀，腹泻。

（2）脏腑主治：小便频数或不利，遗尿。

【操作】　直刺 0.8~1.2 寸。

27. 小肠俞 （Xiǎochángshù，BL27）　　小肠之背俞穴

【国标定位】在骶区，横平第 1 骶后孔，骶正中嵴旁开 1.5 寸（图 2-53）。

【其他定位】

（1）新世纪《经络腧穴学》：在骶部，当骶正中嵴旁 1.5 寸，平第 1 骶后孔。

（2）新世纪《针灸学》：第 1 骶椎棘突下，旁开 1.5 寸，约平第 1 骶后孔。

【详解】

→取穴指南

骶部的穴位很难取，因为上述取法中提到的第 1 骶后孔和第 1 骶椎棘突在体表都很难摸到，骶椎棘

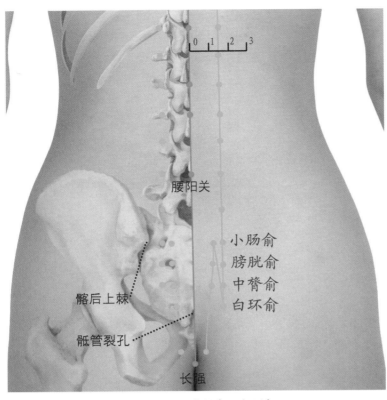

腰阳关

小肠俞
膀胱俞
中膂俞
白环俞

髂后上棘

骶管裂孔

长强

图 2 – 53 小肠俞—白环俞

突融合成了骶正中嵴。但第 1 骶后孔在髂后上棘与后正中线之间，而髂后上棘是可以摸到的。这样小肠俞就可以这样取：平髂后上棘，旁开后正中线 1.5 寸。

→主治归纳

（1）部位主治：腰骶痛。

（2）脏腑主治：遗尿、遗精、尿血、尿痛、带下等泌尿生殖系疾患。

（3）穴性主治：①腹泻，痢疾；②疝气。

【操作】直刺或斜刺 0.8 ～1 寸。

28. 膀 胱 俞（Pángguāngshù，BL28） 膀胱之背俞穴

【国标定位】在骶区，横平第 2 骶后孔，骶 正中嵴旁开 1.5 寸（图 2 –53）。

【其他定位】

（1）新世纪《经络腧穴学》：在骶部，当骶正中嵴旁 1.5 寸，平第 2 骶后孔。

（2）新世纪《针灸学》：第 2 骶椎棘突下，旁开 1.5 寸，约平第 2 骶后孔。

【详解】

→取穴指南

参见小肠俞：平髂后上棘内下方的凹陷，旁开后正中线 1.5 寸。

→主治归纳

（1）部位主治：腰骶痛。

（2）穴性主治：小便不利、遗尿等膀胱气化功能失调病证。

（3）其他主治：腹泻，便秘。

【操作】直刺或斜刺 0.8 ～1.2 寸。

29. 中膂俞（Zhōnglǚshù，BL29）

【国标定位】在骶区，横平第 3 骶后孔，骶正中嵴旁开 1.5 寸（图 2 –53）。

【其他定位】

（1）新世纪《经络腧穴学》：在骶部，当骶正中嵴旁 1.5 寸，平第 3 骶后孔。

（2）新世纪《针灸学》：第 3 骶椎棘突下，旁开 1.5 寸，约平第 3 骶后孔。

【详解】

→取穴指南

第 3 骶后孔约平骶管裂孔上 1 横指（环指），骶管裂孔可以摸到。中膂俞就可以这样取：骶管裂孔上 1 横指（环指），再旁开后正中线 1.5 寸。

→主治归纳

（1）部位主治：腰骶痛。

（2）其他主治：①腹泻；②疝气。

【操作】直刺 1～1.5 寸。

30. 白环俞（Báihuánshù，BL30）

【国标定位】在骶区，横平第 4 骶后孔，骶正中嵴旁开 1.5 寸（图 2－53）。

【其他定位】

（1）新世纪《经络腧穴学》：在骶部，当骶正中嵴旁 1.5 寸，平第 4 骶后孔。

（2）新世纪《针灸学》：第 4 骶椎棘突下，旁开 1.5 寸，约平第 4 骶后孔。

【详解】

→取穴指南

第 4 骶后孔比骶管裂孔略偏上，因此白环俞时就可以这样取：骶管裂孔略偏上，再旁开后正中线 1.5 寸。

→主治归纳

（1）部位主治：腰骶痛。

（2）脏腑主治：①遗尿，遗精；②月经不调，带下。

（3）其他主治：疝气。

【操作】直刺 1～1.5 寸。

31. 上髎（Shàngliáo，BL31）

【国标定位】在骶区，正对第 1 骶后孔中（图 2－54）。

【其他定位】

（1）新世纪《经络腧穴学》：在骶部，当髂后上棘与后正中线之间，适对第 1 骶后孔处。

（2）《杨甲三取穴经验》：髂后上棘与背后正中线之间取。

【详解】

→取穴指南

第 1 骶后孔在体表很难摸到，但第 1 骶后孔在髂后上棘与后正中线之间，而髂后上棘是可以摸到的，这样就可以定取了。

《国标》主要讲的是定位，不探讨取穴法，所以只描述为"正对第 1 骶后孔中"。新世纪《经络腧穴学》和《杨甲三取穴经验》除了定位，也讲取穴，所以都提到了"髂后上棘与后正中线之间"这样的具体取穴方法。

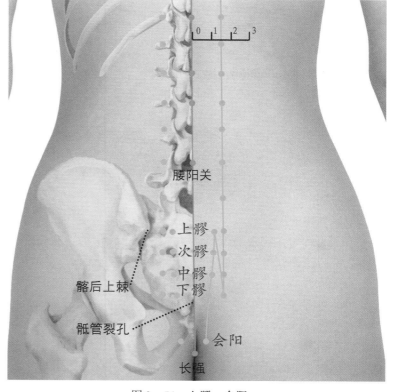

图 2－54 上髎—会阳

→主治归纳

（1）部位主治：腰骶痛。

（2）脏腑主治：①遗精，阳痿；②大小便不利；③月经不调、带下、阴挺等妇科病证。

【操作】直刺 1～1.5 寸。

32. 次髎（Cìliáo，BL32）

【国标定位】在骶区，正对第 2 骶后孔中（图 2－54）。

【其他定位】

（1）新世纪《经络腧穴学》：在骶部，当髂后上棘内下方，适对第 2 骶后孔处。

（2）《杨甲三取穴经验》：髂后上棘与背后正中线之间取上髎穴，骶骨角后上凹陷取下髎穴，上髎和下髎穴之间取次髎、中髎。

【详解】

→取穴指南

第 2 骶后孔在体表很难摸到，但第 2 骶后孔正对髂后上棘内下方，髂后上棘是可以摸到的，这样就可以定取了。

《杨甲三取穴经验》中的先取上髎和下髎穴，再定取次髎、中髎的方法非常实用。不过其中的"骶骨角后上"难以理解，改成骶骨角外上更易理解。

→主治归纳

（1）部位主治：腰骶痛。

（2）经络主治：下肢痿痹。

（3）脏腑主治：①遗精；②小便不利；③月经不调、痛经、带下等妇科病证。

（4）其他主治：疝气。

【操作】直刺 1～1.5 寸。

33. 中髎（Zhōngliáo，BL33）

【国标定位】在骶区，正对第 3 骶后孔中（图 2－54）。

【其他定位】

（1）新世纪《经络腧穴学》：在骶部，当次髎内下方，适对第三骶后孔处。

（2）《杨甲三取穴经验》：髂后上棘与背后正中线之间取上髎穴，骶骨角后上凹陷取下髎穴，上髎和下髎穴之间取次髎、中髎。

【详解】

→取穴指南

第 3 骶后孔在体表很难摸到，但第 3 骶后孔约当骶管裂孔上一横指（环指），旁开一横指（环指）的凹陷中，这样就可以定取了。其他同次髎。

→主治归纳

（1）部位主治：腰骶痛。

（2）脏腑主治：①小便不利；②月经不调，带下。

（3）其他主治：便秘，腹泻。

【操作】直刺 1～1.5 寸。

34. 下髎（Xiàliáo，BL34）

【国标定位】在骶区，正对第 4 骶后孔中（图 2－54）。

【其他定位】

（1）《杨甲三取穴经验》：骶骨角后上凹陷取下髎穴。

（2）新世纪《经络腧穴学》：在骶部，当中髎下内方，适对第四骶后孔处。

【详解】

→取穴指南

第 4 骶后孔在体表很难摸到，但第 4 骶后孔约当骶管裂孔略偏上再旁 1 横指（小指）的凹陷中，骶管裂孔是可以摸到的，这样就可以定取了。

《杨甲三取穴经验》中的"骶骨角后上"改为骶骨角外上更易理解。

→主治归纳

（1）部位主治：腰骶痛。

（2）脏腑主治：①小便不利；②带下。

（3）其他主治：便秘，腹痛。

【操作】直刺 1 ~ 1.5 寸。

35. 会阳（Huìyáng，BL35）

【国标定位】在骶区，尾骨端旁开 0.5 寸（图 2 - 54）。

【详解】

→取穴指南

俯卧或跪伏位，尾骨下端旁凹陷处取穴。

→主治归纳

（1）部位主治：痔疾，腹泻。

（2）脏腑主治：①带下；②阳痿。

【操作】直刺 1 ~ 1.5 寸。

36. 承扶（Chéngfú，BL36）

【国标定位】在股后区，臀沟的中点（图 2 - 55）。

【其他定位】新世纪《针灸学》：臀横纹的中点。

【详解】

→取穴指南

各种定位方法的位置都一样。

→主治归纳

经络主治：①腰、骶、臀、股部疼痛；②痔疾（经别别入于肛）。

【操作】直刺 1 ~ 2 寸。

37. 殷门（Yīnmén，BL37）

【国标定位】在股后区，臀沟下 6 寸，股二头肌与半腱肌之间（图2 - 55）。

【其他定位】

（1）《杨甲三取穴经验》：承扶下 6 寸，大腿后侧正中。

（2）新世纪《经络腧穴学》：在大腿后面，承扶与委中的连线上，承扶下 6 寸。

【详解】

→取穴指南

各种定位法的纵坐标"臀沟下 6 寸"或"承扶下 6 寸"，是一致的。横坐标不同，《国标》的"股二头肌与半腱肌之间"虽位置明确、客观，但体表不易摸到。新世纪《经络腧穴学》的"承扶与委中的连线上"涉及其他穴位，不是最好的定位法。《杨甲三取穴经验》的"大腿后侧正中"似乎不太科学，但很实用。

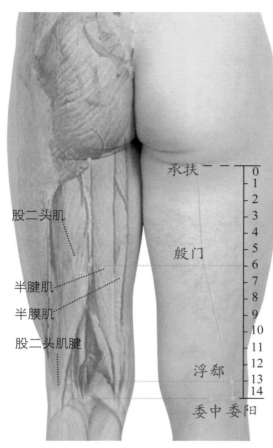

图 2-55 承扶—委中

→主治归纳

经络主治：腰痛，下肢痿痹。

【操作】直刺 1~2 寸。

38. 浮郄（Fúxì，BL38）

【国标定位】在膝后区，腘横纹上 1 寸，股二头肌腱的内侧缘（图 2-55）。

【详解】

→取穴指南

稍屈膝，即可显露明显的股二头肌肌腱。在腘横纹上 1 寸，股二头肌腱的内侧缘取穴。

→主治归纳

经络主治：①股腘部疼痛、麻木；②便秘（经别别入于肛）。

【操作】直刺 1~2 寸。

39. 委阳（Wěiyáng，BL39）　三焦之下合穴

【国标定位】在膝部，腘横纹上，股二头肌腱的内侧缘（图 2-55）。

【详解】

→取穴指南

稍屈膝，即可显露明显的股二头肌肌腱。在腘横纹上，股二头肌腱的内侧缘取穴。

→主治归纳

（1）经络主治：腰脊强痛，腿足挛痛。

（2）脏腑主治：腹满，小便不利。

【操作】直刺 1~1.5 寸。

40. 委中（Wěizhōng，BL40）　合穴；膀胱之下合穴

【国标定位】在膝后区，腘横纹中点（图 2-55）。

【其他定位】

（1）新世纪《经络腧穴学》：腘横纹中点，当股二头肌腱与半腱肌腱的中间。

（2）《杨甲三取穴经验》：腘横纹中点。股二头肌腱与半腱肌腱的中间。

【详解】

→取穴指南

"腘横纹中点"的位置已很明确，但新世纪《经络腧穴学》和《杨甲三取穴经验》都又加了"股二头肌腱与半腱肌腱的中间"，反而画蛇添足。

→主治归纳

（1）经络主治：腰背痛、下肢痿痹等腰及下肢病证。

（2）脏腑主治：小便不利，遗尿。

（3）其他主治：①腹痛，急性吐泻；②丹毒。

【操作】直刺 1~1.5 寸，或用三棱针点刺腘静脉出血。针刺不宜过快、过强、过深，以免伤及血

管和神经。

41. 附分（Fùfēn，BL41）

【国标定位】在脊柱区，第2胸椎棘突下，后正中线旁开3寸（图2-56）。

【详解】

→取穴指南

先找到第7颈椎棘突（低头，颈部最高的棘突），它下面的棘突即是第1胸椎棘突，向下数到第2胸椎棘突，其下缘再旁开3寸即是该穴，这里的3寸为后正中线至肩胛骨脊柱缘的距离。本穴与内侧的风门穴均位于第2胸椎棘突下水平。

→主治归纳

（1）部位主治：颈项强痛，肩背拘急。

（2）经络主治：肘臂麻木等痹证（足太阳膀胱经与手太阳小肠经交接）。

【操作】斜刺0.5~0.8寸。

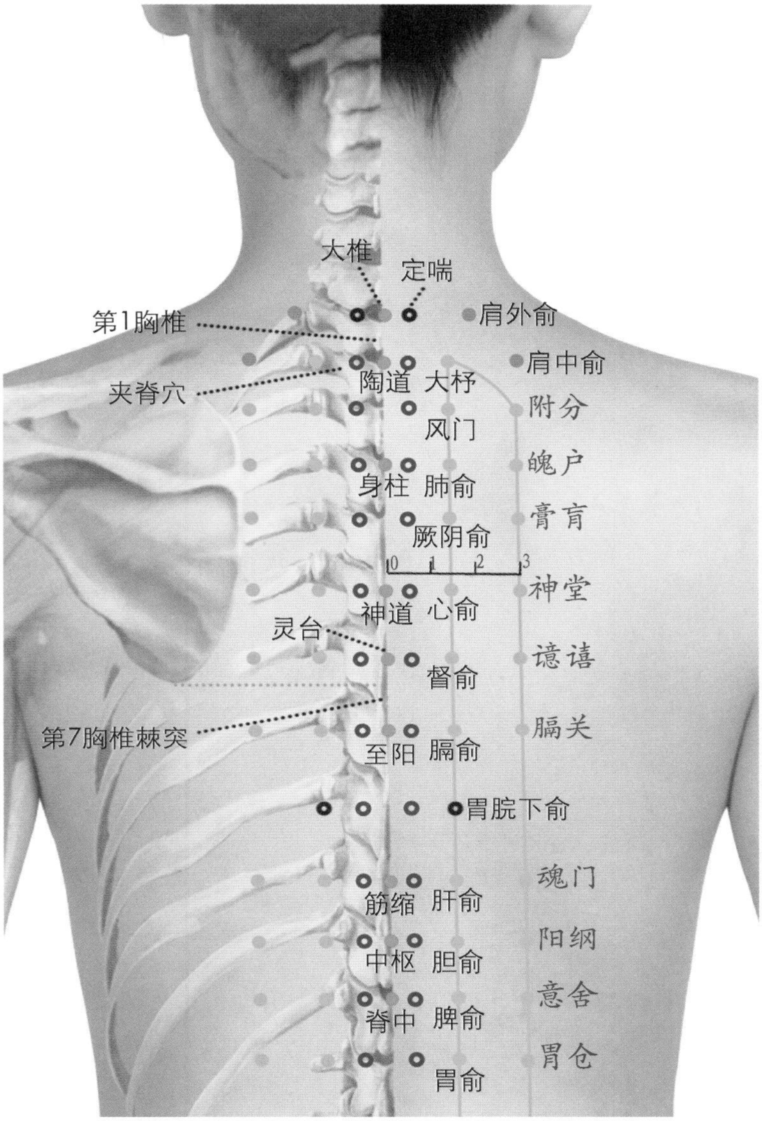

42. 魄户（Pòhù，BL42）

【国标定位】在脊柱区，第3胸椎棘突下，后正中线旁开3寸（图2-56）。

【详解】

→取穴指南

参见附分。本穴与内侧的肺俞、身柱均位于第3胸椎棘突下水平。

→主治归纳

部位主治：①项强，肩背痛；②咳嗽、气喘、肺痨等肺疾。

【操作】斜刺0.5~0.8寸。

43. 膏肓（Gāohuāng，BL43）

【国标定位】在脊柱区，第4胸椎棘突下，后正中线旁开3寸（图2-56）。

【详解】

→取穴指南

参见附分。本穴与内侧的厥阴俞均位于第4胸椎棘突下水平。

→主治归纳

（1）部位主治：①肩胛痛；②咳嗽、气喘、肺痨等肺之虚损证。

图2-56 附分—胃仓

（2）其他主治：健忘、遗精、盗汗等虚劳诸疾。

【操作】斜刺0.5~0.8寸。

44. 神堂（Shéntáng，BL44）

【国标定位】在脊柱区，第5胸椎棘突下，后正中线旁开3寸（图2-56）。

【详解】

→取穴指南

参见附分。本穴与内侧的心俞、神道均位于第5胸椎棘突下水平。

→主治归纳

部位主治：①脊背强痛；②咳嗽、气喘、胸闷等肺胸病证。

【操作】斜刺0.5~0.8寸。

45. 谚语（Yìxǐ，BL45）

【国标定位】在脊柱区，第6胸椎棘突下，后正中线旁开3寸（图2-56）。

【详解】

→取穴指南

参见附分。本穴与内侧的督俞、灵台均位于第6胸椎棘突下水平。

→主治归纳

（1）部位主治：①肩背痛；②咳嗽，气喘。

（2）其他主治：疟疾，热病。

【操作】斜刺0.5~0.8寸。

46. 膈关（Géguān，BL46）

【国标定位】在脊柱区，第7胸椎棘突下，后正中线旁开3寸（图2-56）。

【详解】

→取穴指南

先找到肩胛骨下角，与此相平的棘突即是第7胸椎棘突，其下缘再旁开3寸即是该穴，这里的3寸为后正中线至肩胛骨脊柱缘的距离。本穴与内侧的膈俞、至阳均位于第7胸椎棘突下水平。

→主治归纳

（1）部位主治：脊背强痛。

（2）其他主治：胸闷、嗳气、呕吐等气上逆之病证。

【操作】斜刺0.5~0.8寸。

47. 魂门（Húnmén，BL47）

【国标定位】在脊柱区，第9胸椎棘突下，后正中线旁开3寸（图2-56）。

【详解】

→取穴指南

参见膈关。本穴与内侧的肝俞、筋缩均位于第9胸椎棘突下水平。

→主治归纳

（1）部位主治：胸胁痛，背痛。

（2）其他主治：呕吐，腹泻。

【操作】斜刺0.5~0.8寸。

48. 阳纲（Yánggāng，BL48）

【国标定位】在脊柱区，第10胸椎棘突下，后正中线旁开3寸（图2-56）。

【详解】

→取穴指南

参见膈关。本穴与内侧的胆俞、中枢均位于第10胸椎棘突下水平。

→主治归纳

（1）部位主治：肠鸣、腹痛、腹泻等胃肠病证。

（2）其他主治：黄疸；消渴。

【操作】斜刺0.5～0.8寸。

49. 意舍（Yìshè，BL49）

【国标定位】在脊柱区，第11胸椎棘突下，后正中线旁开3寸（图2-56）。

【详解】

→取穴指南

参见膈关。本穴与内侧的脾俞、脊中均位于第11胸椎棘突下水平。

→主治归纳

部位主治：腹胀、肠鸣、呕吐、腹泻等胃肠病证。

【操作】斜刺0.5～0.8寸。

50. 胃仓（Wèicāng，BL50）

【国标定位】在脊柱区，第12胸椎棘突下，后正中线旁开3寸（图2-56）。

【详解】

→取穴指南

参见膈关。本穴与内侧的胃俞均位于第12胸椎棘突下水平。

→主治归纳

（1）部位主治：①背脊痛；②胃脘痛、腹胀、小儿食积等脾胃病证。

（2）其他主治：水肿。

【操作】斜刺0.5～0.8寸。

51. 肓门（Huāngmén，BL51）

【国标定位】在腰区，第1腰椎棘突下，后正中线旁开3寸（图2-57）。

【详解】

→取穴指南

先找到第4腰椎棘突（第4腰椎棘突平髂嵴上缘），向上数到第1腰椎棘突。也可先找到第7胸椎棘突（与肩胛骨下角相平），向下数到第12胸椎棘突。它的下面即是第1腰椎棘突，其下缘再旁开3寸即是该穴。这里的3寸为后正中线至肩胛骨脊柱缘的距离。本穴与内侧的三焦俞、悬枢均位于第1腰椎棘突下水平。

→主治归纳

（1）部位主治：腹痛、痞块、便秘等腹部疾患。

（2）其他主治：乳疾。

【操作】斜刺0.5～0.8寸。

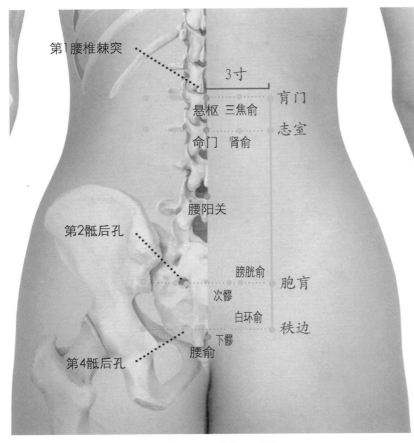

图 2 - 57 肓门—秩边

52. 志室（Zhìshì，BL52）

【国标定位】在腰区，第2腰椎棘突下，后正中线旁开3寸（图2-57）。

【详解】

→取穴指南

参见肓门。本穴与内侧的肾俞、命门均位于第2腰椎棘突下水平。

→主治归纳

（1）部位主治：腰脊强痛。

（2）脏腑主治：①遗精、阳痿等肾虚病证；②小便不利，水肿。

【操作】斜刺0.5~0.8寸。

53. 胞肓（Bāohuāng，BL53）

【国标定位】在骶区，横平第2骶后孔，骶正中嵴旁开3寸（图2-57）。

【详解】

→取穴指南

先找髂后上棘，髂后上棘内下方的凹陷即是第2骶后孔。横平第2骶后孔，再旁开骶正中嵴3寸即是。本穴与内侧的膀胱俞、次髎均位于第2骶后孔水平。

→主治归纳

（1）部位主治：腰脊强痛。

（2）脏腑主治：癃闭。

（3）其他主治：肠鸣、腹胀、便秘等胃肠病证。

【操作】直刺1~1.5寸。

54. 秩边（Zhìbiān，BL54）

【国标定位】在骶区，横平第4骶后孔，骶正中嵴旁开3寸（图2-57）。

【其他定位】

（1）新世纪《经络腧穴学》：在骶部，平第4骶后孔，骶正中嵴旁开3寸。

（2）五版《针灸学》：第4骶椎棘突下，旁开3寸。

【详解】

→取穴指南

第4骶后孔比骶管裂孔略偏上。秩边取法：骶管裂孔略偏上，旁开后正中线3寸。本穴位横平白环俞、下髎。

→主治归纳

（1）经络主治：腰骶痛、下肢痿痹等腰及下肢病证。

（2）脏腑主治：①小便不利，阴痛；②便秘，痔疾。

【操作】直刺 1.5~2 寸。

55. 合阳（Héyáng，BL55）

【国标定位】在小腿后区，腘横纹下 2 寸，腓肠肌内、外侧头之间（图 2 - 58）。

【其他定位】

（1）新世纪《经络腧穴学》：在小腿后面，当委中与承山的连线上，委中下 2 寸。

（2）新世纪《针灸学》：委中穴直下 2 寸。

【详解】

→取穴指南

各种定位的位置基本一致。

→主治归纳

（1）经络主治：腰脊强痛，下肢痿痹。

（2）其他主治：①疝气；②崩漏。

【操作】直刺 1~2 寸。

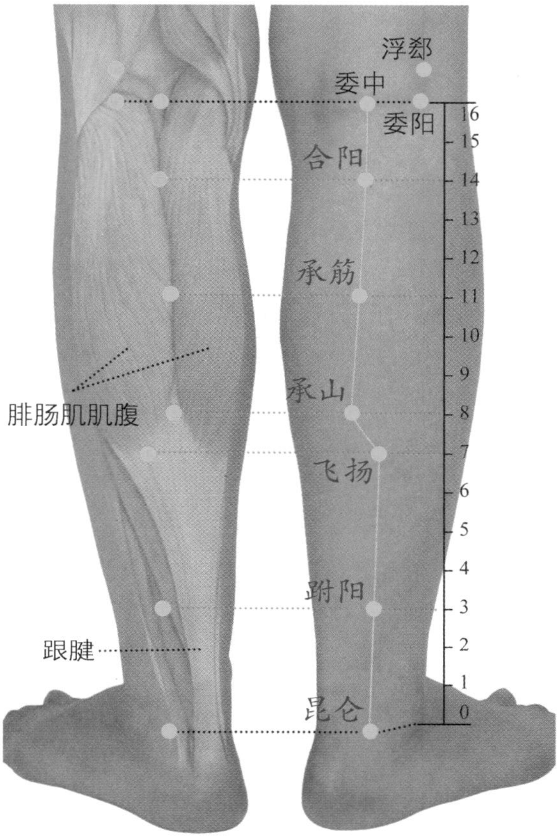

56. 承筋（Chéngjīn，BL56）

【国标定位】在小腿后区，腘横纹下 5 寸，腓肠肌两肌腹之间（图 2 - 58）。

【其他定位】

（1）新世纪《经络腧穴学》：在小腿后面，当委中与承山的连线上，腓肠肌肌腹中，委中下 5 寸。

（2）《杨甲三取穴经验》：合阳与承山的连线的中点。

（3）新世纪《针灸学》：合阳与承山的连线的中点，腓肠肌肌腹中央。

【详解】

→取穴指南

各种定位的描述虽不同，但位置都一样。

承山约在委中下 8 寸，承筋在委中下 5 寸，所以不妨这样取承筋穴：先取委中和承山，此二穴之中点再下 1 寸即是承筋。

→主治归纳

经络主治：①腰腿拘急、疼痛；②痔疾（经别别入于肛）。

【操作】直刺 1~1.5 寸。

图 2 - 58 合阳—昆仑

57. 承山（Chéngshān，BL57）

【国标定位】在小腿后区，腓肠肌两肌腹与肌腱交角处（图 2 - 58）。

【其他定位】

（1）新世纪《经络腧穴学》：在小腿后面正中，委中与昆仑之间，当伸直小腿或足跟上提时，腓肠肌肌腹下出现尖角凹陷处。

（2）新世纪《针灸学》：腓肠肌两肌腹之间凹陷的顶端处，约委中与昆仑之间的中点。

【详解】

→取穴指南

各种定位的描述虽不同，但位置都一样。

伸直小腿或足跟上提时，腓肠肌肌腹下出现尖角凹陷中（腓肠肌内、外侧头分开的地方，呈"人"字形沟），约委中与昆仑之间的中点。

→主治归纳

经络主治：①腰腿拘急、疼痛；②痔疾，便秘（经别别入于肛）。

【操作】直刺1~2寸。不宜做过强的刺激，以免引起腓肠肌痉挛。

58. 飞扬（Fēiyáng，BL58） 络穴

【国标定位】在小腿后区，昆仑直上7寸，腓肠肌外下缘与跟腱移行处（图2－58）。

【其他定位】

（1）新世纪《经络腧穴学》：在小腿后面，当外踝后，昆仑穴直上7寸，承山外下方1寸处。

（2）《杨甲三取穴经验》：承山穴外侧斜下方1寸处。

【详解】

→取穴指南

各种定位的描述虽不同，但位置都一样。

→主治归纳

经络主治：①头痛，目眩；②腰腿疼痛；③痔疾（经别别入于肛）。

【操作】直刺1~1.5寸。

59. 跗阳（Fūyáng，BL59） 阳跷脉之郄穴

【国标定位】在小腿后区，昆仑直上3寸，腓骨与跟腱之间（图2－58）。

【其他定位】

（1）新世纪《针灸学》：昆仑直上3寸。

（2）新世纪《经络腧穴学》：在小腿后面，外踝后，昆仑穴直上3寸。

【详解】

→取穴指南

在外踝尖与跟腱之间的凹陷中取昆仑，昆仑穴直上3寸（一夫法即可）即是该穴。

→主治归纳

经络主治：①腰骶痛、下肢痿痹、外踝肿痛等腰、下肢痹证；②头痛。

【操作】直刺0.8~1.2寸。

60. 昆仑（Kūnlún，BL60） 经穴

【国标定位】在踝区，外踝尖与跟腱之间的凹陷中（图2－58）。

【详解】

→主治归纳

（1）部位主治：足踝肿痛。

（2）经络主治：①后头痛、项强、腰骶疼痛等痛证；②癫痫。

（3）其他主治：滞产。

【操作】直刺0.5~0.8寸。孕妇禁用，经期慎用。

61. 仆参（Púcān，BL61）

【国标定位】在跟区，昆仑直下，跟骨外侧，赤白肉际处（图 2 – 59）。

【其他定位】

（1）《杨甲三取穴经验》：昆仑穴直下 2 寸。

（2）新世纪《经络腧穴学》：在足外侧部，外踝后下方，昆仑穴直下，跟骨外侧，赤白肉际处。

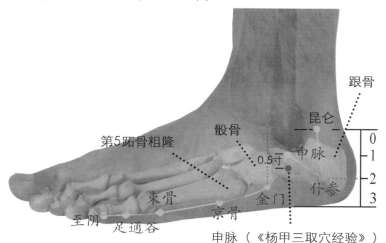

图 2 – 59 仆参—至阴

【详解】

→取穴指南

各种定位基本一致。

→主治归纳

（1）部位主治：足跟痛。

（2）经络主治：①下肢痿痹；②癫痫。

【操作】直刺 0.3 ~ 0.5 寸。

62. 申脉（Shēnmài，BL62） 八脉交会穴（通阳跷脉）

【国标定位】在踝区，外踝尖直下，外踝下缘与跟骨之间的凹陷中（图2 – 59）。

【其他定位】

（1）五版《针灸学》：外踝下缘凹陷中。

（2）新世纪《针灸学》：外踝直下方凹陷中。

（3）新世纪《经络腧穴学》：在足外侧部，外踝直下方凹陷中。

（4）《杨甲三取穴经验》：外踝尖直下，外踝下缘下 5 分凹陷中。

【详解】

→取穴指南

《杨甲三取穴经验》中的定位在"外踝下缘下 5 分凹陷中"，与其他定位不同。

《针灸大成》关于此穴定位的记载是："外踝下五分陷中，容爪甲白肉际，前后有筋，上有踝骨，下有软骨，其穴居中。"根据其"前后有筋，上有踝骨，下有软骨"的描述，穴位仍应在外踝下缘。"外踝下五分陷中"的"外踝"应是外踝尖，"下五分"后仍在外踝下缘。上面除《杨甲三取穴经验》的其他定位与此相符。

→主治归纳

（1）经络主治：①腰腿酸痛；②头痛，眩晕；③癫狂痫证。

（2）穴性主治：失眠（八脉交会穴，通于阳跷脉）。

【操作】直刺 0.3 ~ 0.5 寸。

63. 金门（Jīnmén，BL63） 郄穴

【国标定位】在足背，外踝前缘直下，第 5 跖骨粗隆后方，骰骨下缘凹陷中（图 2 – 59）。

【其他定位】

（1）《杨甲三取穴经验》：外踝前缘直下，骰骨下方凹陷中。

（2）新世纪《经络腧穴学》：在足外侧，当外踝前缘直下，骰骨下缘处。

（3）新世纪《针灸学》：申脉穴前下方，骰骨外侧凹陷中。

【详解】

→取穴指南

各种定位的描述虽略不同，但位置都一样。

→主治归纳

（1）经络主治：①头痛，项强；②癫痫。

（2）其他主治：小儿惊风。

【操作】 直刺 0.3 ~ 0.5 寸。

64. 京骨（Jīnggǔ，BL64） 原穴

【国标定位】在跖区，第 5 跖骨粗隆前下方，赤白肉际处（图 2 - 59）。

【其他定位】

（1）《杨甲三取穴经验》：足外侧，第 5 跖骨粗隆前下缘。

（2）新世纪《经络腧穴学》：在足外侧，第 5 跖骨粗隆下方，赤白肉际处。

（3）新世纪《针灸学》：第 5 跖骨粗隆下方，赤白肉际处。

【详解】

→取穴指南

《国标》和《杨甲三取穴经验》中的定位更为准确：第 5 跖骨粗隆前下缘。新世纪《经络腧穴学》和《针灸学》中的定位是：第 5 跖骨粗隆下方。虽然穴名的意思是第 5 跖骨粗隆，但穴应在第 5 跖骨粗隆的"前下缘"。

→主治归纳

经络主治：①腰腿痛；②头痛，项强；③癫痫。

【操作】 直刺 0.3 ~ 0.5 寸。

65. 束骨（Shùgǔ，BL65） 输穴

【国标定位】在跖区，第 5 跖趾关节的近端，赤白肉际处（图 2 - 59）。

【其他定位】

（1）新世纪《针灸学》：第 5 跖骨小头的后缘，赤白肉际处。

（2）新世纪《经络腧穴学》：在足外侧，足小趾本节（第 5 跖趾关节）的后方，赤白肉际处。

【详解】

→取穴指南

各种定位的描述虽略不同，但位置都一样。取穴时，可用手捏住足小趾，上下运动，明确找到第 5 跖趾关节处，在其关节膨大处的后缘，赤白肉际处即是。

→主治归纳

经络主治：①腰腿痛；②头痛、项强、目眩等头部疾患；③癫狂。

【操作】 直刺 0.3 ~ 0.5 寸。

66. 足通谷（Zútōnggǔ，BL66） 荥穴

【国标定位】在足趾，第 5 跖趾关节的远端，赤白肉际处（图 2 - 59）。

【其他定位】

（1）新世纪《针灸学》：第 5 跖趾关节的前方，赤白肉际处。

（2）新世纪《经络腧穴学》：在足外侧，足小趾本节（第 5 跖趾关节）的前方，赤白肉际处。

【详解】

→取穴指南

取穴时，可用手捏住足小趾，上下运动，明确找到第5跖趾关节处，在其关节膨大处的前缘，赤白肉际处即是。

→主治归纳

经络主治：①头痛，项强；②鼻衄；③癫狂。

【操作】 直刺0.2~0.3寸。

67. 至阴（Zhìyīn，BL67） 井穴

【国标定位】 在足趾，小趾末节外侧，趾甲根角侧后方0.1寸（指寸）（图2-59）。

【其他定位】

（1）新世纪《经络腧穴学》：在足小趾末节外侧，距趾甲角0.1寸。

（2）《杨甲三取穴经验》：在小趾外侧爪甲角根部。

（3）新世纪《针灸学》：足小趾外侧趾甲根角旁约0.1寸。

【详解】

→取穴指南

参见少商。

→主治归纳

（1）经络主治：①头痛，目痛；②鼻塞，鼻衄。

（2）其他主治：胎位不正，滞产。

【操作】 浅刺0.1寸。胎位不正用灸法。

八、 足少阴肾经穴

1. 涌泉（Yǒngquán，KI1） 井穴

【国标定位】 在足底，屈足卷趾时足心最凹陷中（图2-60）。

【其他定位】

（1）新世纪《经络腧穴学》：在足底部，卷足时，足前部凹陷处，约当足底第2、3趾蹼缘与足跟连线的前1/3与后2/3交点凹陷中。

（2）新世纪《针灸学》：足趾跖屈时，约当足底（去趾）前1/3凹陷处。

（3）《杨甲三取穴经验》：足底前1/3，中间取之。

【详解】

→取穴指南

《国标》、新世纪《经络腧穴学》和《针灸学》都提到该穴在"凹陷处"，这种以最近的自然标志为标准的取穴法是最好的。不过新世纪《经络腧穴学》和《针灸学》同时也提到"前1/3处"，作为辅助说明，这也很有用。《杨甲三取穴经验》中的"足底前1/3"应说明是不算脚趾长度的前1/3处。

→主治归纳

（1）部位主治：足心热。

（2）经络主治：①咯血、咽喉肿痛、喉痹等肺系病证；②晕厥、

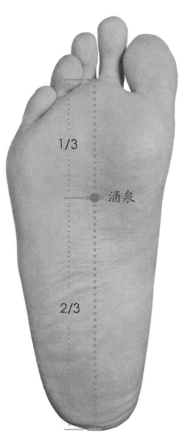

图2-60 涌泉

中暑、小儿惊风、癫狂痫等急症及神志病证（肾足少阴之脉：入肺中，循喉咙，夹舌本。其支者，从肺出，络心，注胸中）。

（3）脏腑主治：①头痛，头晕，目眩，失眠（脑为髓海，肾藏精，精能生髓）；②大便难，小便不利（肾开窍于耳及二阴）。

（4）其他主治：奔豚气。

【操作】直刺0.5~0.8寸。临床常用灸法或药物贴敷。

2. 然谷（Rángǔ，KI2）　荥穴

【国标定位】在足内侧，足舟骨粗隆下方，赤白肉际处（图2-61）。

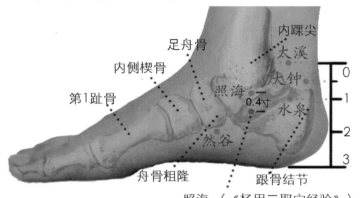

图2-61　然谷—照海

【其他定位】

（1）新世纪《经络腧穴学》：在足内侧缘，足舟骨粗隆下方，赤白肉际。

（2）新世纪《针灸学》：内踝前下方，足舟骨粗隆下缘凹陷中。

（3）《杨甲三取穴经验》：舟骨粗隆前下凹陷。

【详解】

→取穴指南

各种定位法均认为在"足舟骨粗隆下方"，唯有《杨甲三取穴经验》认为在"舟骨粗隆前下凹陷"。应该以前者为准。

→主治归纳

（1）经络主治：咯血，咽喉肿痛（肾足少阴之脉，入肺中，循喉咙）。

（2）脏腑主治：①遗精、阳痿、小便不利等泌尿生殖系疾患；②月经不调、阴挺、阴痒、白浊等妇科病证。

（3）其他主治：①消渴；②腹泻；③小儿脐风，口噤。

【操作】直刺0.5~0.8寸。

3. 太溪（Tàixī，KI3）　输穴；原穴

【国标定位】在踝区，内踝尖与跟腱之间的凹陷中（图2-61）。

【其他定位】

（1）新世纪《经络腧穴学》：在足内侧，内踝后方，当内踝尖与跟腱之间的凹陷中处。

（2）新世纪《针灸学》：内踝高点与跟腱后缘连线的中点凹陷中。

【详解】

→取穴指南

《国标》和新世纪《经络腧穴学》的定位都在"内踝尖与跟腱之间的凹陷中"，它们强调的是"凹陷"，但这个凹陷范围较大。新世纪《针灸学》中的定位"内踝高点与跟腱后缘连线的中点凹陷中"的位置更加明确。

→主治归纳

（1）经络主治：①咳嗽、气喘、咯血、胸痛等肺部疾患（足少阴之脉：入肺中）；②腰脊痛，下肢厥冷。

（2）脏腑主治：①咽喉肿痛、齿痛、耳鸣、耳聋等阴虚性五官病证；②头痛、目眩、失眠、健忘、

遗精、阳痿等肾虚证；③月经不调；④小便频数，便秘。

（3）其他主治：消渴。

【操作】直刺 0.5~0.8 寸。

4. 大钟（Dàzhōng，KI4）　络穴

【国标定位】在跟区，内踝后下方，跟骨上缘，跟腱附着部前缘凹陷中（图 2-61）。

【其他定位】

（1）新世纪《经络腧穴学》：在足内侧，内踝后下方，当跟腱附着部的内侧前方凹陷处。

（2）新世纪《针灸学》：太溪下 0.5 寸稍后，当跟腱内缘处。

（3）《杨甲三取穴经验》：太溪下五分，跟腱前缘。

【详解】

→取穴指南

《国标》的定位是以最近的骨骼（跟骨上缘）、肌腱（跟腱附着部前缘）为标志的，这是最客观、最标准的定位法。新世纪《经络腧穴学》关于此穴定位的纵坐标不明确，仅说了"内踝后下方"。新世纪《针灸学》中的"跟腱内缘"应描述成跟腱前缘，否则穴位的位置就有问题。

《杨甲三取穴经验》中的"太溪下五分，跟腱前缘"也很明确、实用，与《国标》中的位置基本一样。

→主治归纳

（1）部位主治：足跟痛。

（2）经络主治：①咯血，气喘（肾足少阴之脉：入肺中）；②腰脊强痛（贯脊）。

（3）脏腑主治：①癃闭，遗尿，便秘；②痴呆（肾藏精）；③月经不调。

【操作】直刺 0.3~0.5 寸。

5. 水泉（Shuǐquán，KI5）　郄穴

【国标定位】在跟区，太溪直下 1 寸，跟骨结节内侧凹陷中（图 2-61）。

【其他定位】

（1）新世纪《经络腧穴学》：在足内侧，内踝后下方，当太溪穴直下 1 寸（指寸），跟骨结节的内侧凹陷处。

（2）新世纪《针灸学》：太溪穴直下 1 寸，当跟骨结节的内侧上缘。

（3）《杨甲三取穴经验》：太溪穴直下 1 寸。

【详解】

→取穴指南

以上取法都有"太溪穴直下 1 寸"的描述，但有的同时强调了在"跟骨结节内侧凹陷"，二者可以相互参照。

→主治归纳

脏腑主治：①月经不调、痛经、经闭、阴挺等妇科病证；②小便不利。

【操作】直刺 0.3~0.5 寸。

6. 照海（Zhàohǎi，KI6）　八脉交会穴（通阴跷脉）

【国标定位】在踝区，内踝尖下 1 寸，内踝下缘边际凹陷中（图 2-61）。

【其他定位】

（1）新世纪《经络腧穴学》：在足内侧，内踝尖下方凹陷处。

（2）新世纪《针灸学》：内踝高点正下缘凹陷处。

（3）《杨甲三取穴经验》：内踝尖直下，内踝下缘下四分。

【详解】

→取穴指南

和申脉穴的取法相似，也有两种不同的定位。一种是：在内踝下缘的凹陷中。《国标》中的取法和新世纪《经络腧穴学》、《针灸学》的取法均属于此。另一种是：内踝尖直下，内踝下缘下四分。《杨甲三取穴经验》的取法属于此。

《针灸大成》关于此穴定位的记载是："足内踝下四分，前后有筋，上有踝骨，下有软骨，其穴居中。"根据其"前后有筋，上有踝骨，下有软骨"的描述，穴位仍应在内踝下缘。"足内踝下四分"的"足内踝"应是内踝尖，"下四分"后仍在内踝下缘。

→主治归纳

（1）脏腑主治：①小便频数，癃闭；②月经不调、带下、阴挺等妇科病证。

（2）经络主治：①癫痫等精神、神志疾患（肾足少阴之脉：其支者，从肺出，络心）；②咽喉干痛（肾足少阴之脉：入肺中，循喉咙）。

（3）穴性主治：①目赤肿痛等五官热性疾患；②失眠（阴跷脉至目内眦，且司目之开合）。

【操作】直刺 0.5～0.8 寸。

7. 复溜（Fùliū，KI7）　经穴

【国标定位】在小腿内侧，内踝尖上 2 寸，跟腱的前缘（图 2－62）。

【其他定位】

（1）新世纪《经络腧穴学》：在小腿内侧，太溪直上 2 寸，跟腱的前方。

（2）新世纪《针灸学》：太溪穴上 2 寸，当跟腱的前缘。

【详解】

→取穴指南

各种定位的描述和位置基本一样。

→主治归纳

（1）经络主治：腰脊强痛，下肢痿痹。

（2）其他主治：①水肿、汗证（无汗或多汗）等津液失调疾患；②腹胀、腹泻等胃肠疾患。

【操作】直刺 0.5～1 寸。

8. 交信（Jiāoxìn，KI8）　阴跷脉之郄穴

【国标定位】在小腿内侧，内踝尖上 2 寸，胫骨内侧缘后际凹陷中（图 2－63）。

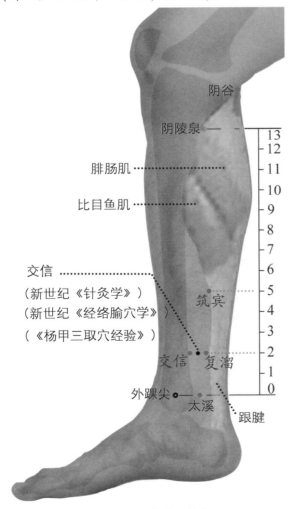

图 2－62　复溜—筑宾

【其他定位】

（1）新世纪《经络腧穴学》：在小腿内侧，当太溪直上 2 寸，复溜前 0.5 寸，胫骨内侧缘的后方。

（2）《杨甲三取穴经验》：复溜穴与胫骨后缘之间取之。

（3）新世纪《针灸学》：太溪穴上 2 寸，胫骨内侧缘的后缘，约当复溜穴前 0.5 寸。

【详解】

→取穴指南

关于此穴的定位描述不完全相同。《国标》中的定位和新世纪《针灸学》的定位是：在胫骨内侧缘的后际；新世纪《经络腧穴学》和《杨甲三取穴经验》中的定位是：在胫骨内侧缘的后方，约当复溜穴与胫骨后缘的中点。

《针灸大成》的记载是："足内踝骨上二寸，少阴前，太阴后廉筋骨间。"其中的"筋骨间"并未提示此穴在"胫骨内侧缘的后际"。

→主治归纳

（1）脏腑主治：①月经不调、崩漏、阴挺等妇科病证；②疝气；③五淋。

（2）其他主治：腹泻、便秘、痢疾等胃肠病证。

【操作】直刺 0.8～1.2 寸。

9. 筑宾（Zhùbīn，KI9） 阴维脉之郄穴

【国标定位】在小腿内侧，太溪直上 5 寸，比目鱼肌与跟腱之间（图 2－62）。

【其他定位】

（1）新世纪《经络腧穴学》：在小腿内侧，当太溪与阴谷的连线上，太溪上 5 寸，腓肠肌肌腹的内下方。

（2）新世纪《针灸学》：太溪与阴谷的连线上，太溪直上 5 寸，约当腓肠肌内侧肌腹下缘处。

（3）《杨甲三取穴经验》：内踝尖上 5 寸，跟腱前缘取之。

【详解】

→取穴指南

各种定位关于在"太溪上 5 寸"无异议，不同的是关于横坐标的描述。

跟腱是由小腿三头肌（比目鱼肌，腓肠肌内、外头）肌腱在足跟上方（大约在内踝尖上 7 寸处、外踝尖上 8 寸处）融合形成。也就是说在"太溪上 5 寸"或"内踝尖上 5 寸"处只有跟腱，没有"比目鱼肌与跟腱"，因为跟腱就包括了比目鱼肌肌腱。《国标》中"比目鱼肌与跟腱之间"的说法欠妥。新世纪《经络腧穴学》和《针灸学》采用了"太溪与阴谷的连线上"的方法不很科学，涉及其他穴位，最好用局部的解剖标志。《杨甲三取穴经验》中的描述最清楚、最正确。

→主治归纳

（1）部位主治：小腿内侧痛。

（2）经络主治：呕吐涎沫、吐舌（肾足少阴之脉：循喉咙，夹舌本）。

（3）脏腑主治：①疝气；②癫狂（脑为髓海，肾藏精，精能生髓）。

【操作】直刺 1～1.5 寸。

10. 阴谷（Yīngǔ，KI10） 合穴

【国标定位】在膝后区，腘横纹上，半腱肌肌腱外侧缘（图2－63）。

【其他定位】

（1）新世纪《经络腧穴学》：在腘窝内侧，屈膝时，当半腱肌腱与半膜肌腱之间。

（2）新世纪《针灸学》：屈膝，腘窝内侧，当半腱肌腱与半膜肌腱之间。

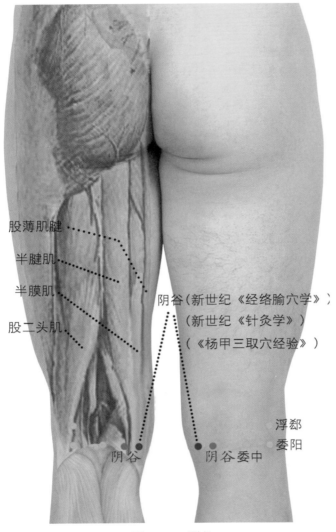

图 2-63 阴谷

股薄肌腱
半腱肌
半膜肌
股二头肌

阴谷（新世纪《经络腧穴学》）
（新世纪《针灸学》）
（《杨甲三取穴经验》）

浮郄
委阳

阴谷　　　阴谷 委中

（3）《杨甲三取穴经验》：膝腘内侧，半腱肌腱与半膜肌腱之间。

【详解】

→取穴指南

《国标》把此穴的定位改在了"半腱肌肌腱外侧缘"。几乎以前所有的教材和书籍都定位在"半腱肌腱与半膜肌腱之间"。

→主治归纳

（1）部位主治：膝股内侧痛。

（2）脏腑主治：①阳痿、小便不利、月经不调、崩漏等泌尿生殖系疾患；②癫狂。

【操作】直刺 1~1.5 寸。

11. 横骨（Hénggǔ，KI11）

【国标定位】在下腹部，脐中下 5 寸，前正中线旁开 0.5 寸（图 2-64）。

【其他定位】

（1）新世纪《经络腧穴学》：在下腹部，当脐中下 5 寸，前正中线旁开 0.5 寸。

（2）新世纪《针灸学》：脐下 5 寸，耻骨联合上际，前正中线旁开 0.5 寸。

（3）《杨甲三取穴经验》：平耻骨联合上缘，距腹中线五分。

【详解】

→取穴指南

以《杨甲三取穴经验》的定位法最为简明、准确。本穴就在耻骨联合上缘中点旁开 0.5 寸。

→主治归纳

（1）部位主治：①少腹胀痛；②疝气。

（2）脏腑主治：小便不利、遗尿、遗精等泌尿生殖系疾患。

【操作】直刺 1~1.5 寸。

12. 大赫（Dàhè，KI12）

【国标定位】在下腹部，脐中下 4 寸，前正中线旁开 0.5 寸（图 2-64）。

【其他定位】

（1）新世纪《经络腧穴学》：在下腹部，脐中下 4 寸，前正中线旁开 0.5 寸。

（2）新世纪《针灸学》：脐下 4 寸，前正中线旁开 0.5 寸。

（3）《杨甲三取穴经验》：横骨直上 1 寸。

【详解】

→取穴指南

脐中至耻骨联合上缘是 5 寸，"脐中下 4 寸"就是耻骨联合上缘上 1 寸。所以此穴定位最好的描述为：耻骨联合上缘上 1 寸，前正中线旁开 0.5 寸。与中极、归来相同。

→主治归纳

部位主治：①遗精、阳痿等男科疾患；②阴挺、带下等妇科疾患。

【操作】直刺 1~1.5 寸。

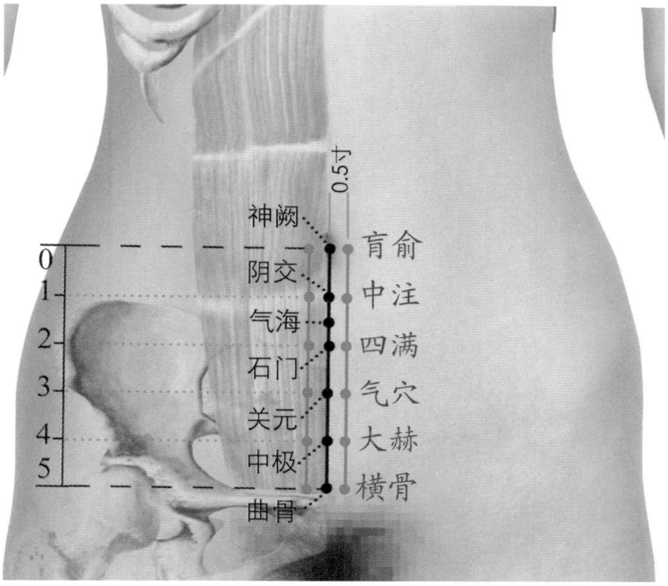

13. 气穴（Qìxué，KI13）

【国标定位】在下腹部，脐中下 3 寸，前正中线旁开 0.5 寸（图 2-64）。

【其他定位】

（1）新世纪《经络腧穴学》：在下腹部，脐中下 3 寸，前正中线旁开 0.5 寸。

（2）新世纪《针灸学》：脐下 3 寸，前正中线旁开 0.5 寸。

（3）《杨甲三取穴经验》：大赫直上 1 寸。

【详解】

→取穴指南

图 2-64　横骨—肓俞

脐中至耻骨联合上缘是 5 寸，"脐中下 3 寸"就是耻骨联合上缘上 2 寸。所以此穴的定位描述为"耻骨联合上缘上 2 寸，前正中线旁开 0.5 寸"更合适。与关元、水道相平。

→主治归纳

部位主治：①月经不调，带下；②小便不利；③腹泻。

【操作】直刺 1~1.5 寸。

14. 四满（Sìmǎn，KI14）

【国标定位】在下腹部，脐中下 2 寸，前正中线旁开 0.5 寸（图 2-64）。

【详解】

→取穴指南

与石门、大巨相平。

→主治归纳

（1）部位主治：①小腹痛，脐下积、聚、疝、瘕等腹部疾患；②便秘。

（2）脏腑主治：①遗精、遗尿；②月经不调、崩漏、带下、产后恶露不尽等妇科病证；③水肿。

【操作】直刺 1~1.5 寸。利水多用灸法。

15. 中注（Zhōngzhù，KI15）

【国标定位】在下腹部，脐中下 1 寸，前正中线旁开 0.5 寸（图 2-64）。

【详解】

→取穴指南

与阴交、外陵相平。

→主治归纳

（1）部位主治：腹痛、便秘、腹泻等胃肠疾患。

（2）脏腑主治：月经不调。

【操作】直刺1~1.5寸。

16. 肓俞（Huāngshū，KI16）

【国标定位】在腹部，脐中旁开0.5寸（图2-64）。

【详解】

→取穴指南

与神阙、天枢、大横、带脉穴相平。

→主治归纳

（1）部位主治：腹痛、腹胀、腹泻、便秘等胃肠病证。

（2）脏腑主治：①月经不调；②疝气。

【操作】直刺1~1.5寸。

17. 商曲（Shāngqū，KI17）

【国标定位】在上腹部，脐中上2寸，前正中线旁开0.5寸（图2-65）。

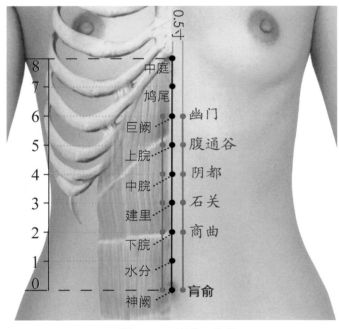

图2-65 商曲—幽门

【详解】

→取穴指南

与下脘、太乙相平。脐中至胸剑联合为8寸，脐中上2寸就是脐中至胸剑联合的下1/4处。

→主治归纳

部位主治：①胃痛、腹痛、便秘、腹泻等胃肠疾患；②腹中积聚。

【操作】直刺1~1.5寸。

18. 石关（Shíguān，KI18）

【国标定位】在上腹部，脐中上3寸，前正中线旁开0.5寸（图2-65）。

【详解】

→取穴指南

与建里、关门相平。

→主治归纳

（1）部位主治：胃痛、呕吐、腹痛、腹胀、便秘等胃肠疾患。

（2）其他主治：不孕。

【操作】直刺1~1.5寸。

19. 阴都（Yīndū，KI19）

【国标定位】在上腹部，脐中上4寸，前正中线旁开0.5寸（图2-65）。

【详解】

→取穴指南

与中脘、梁门相平。

→主治归纳

部位主治：胃痛、腹胀、便秘等胃肠疾患。

【操作】直刺 1 ~ 1.5 寸。

20. 腹通谷（Fùtōnggǔ，KI20）

【国标定位】在上腹部，脐中上 5 寸，前正中线旁开 0.5 寸（图 2 – 65）。

【详解】

→取穴指南

与上脘、承满相平。

→主治归纳

（1）部位主治：胃痛、呕吐、腹痛、腹胀等胃肠疾患。

（2）其他主治：心痛、心悸、胸闷等心胸疾患。

【操作】直刺 0.5 ~ 1 寸。

21. 幽门（Yōumén，KI21）

【国标定位】在上腹部，脐中上 6 寸，前正中线旁开 0.5 寸（图 2 – 65）。

【详解】

→取穴指南

与巨阙、不容相平。

→主治归纳

部位主治：善哕、呕吐、腹痛、腹胀、腹泻等胃肠疾患。

【操作】直刺 0.5 ~ 1 寸。不可向上深刺，以免伤及内脏。

22. 步廊（Bùláng，KI22）

【国标定位】在胸部，第 5 肋间隙，前正中线旁开 2 寸（图 2 – 66）。

【其他定位】

（1）新世纪《经络腧穴学》：在胸部，当第 5 肋间隙，前正中线旁开 2 寸。

（2）新世纪《针灸学》：第 5 肋间隙，前正中线旁开 2 寸。

（3）《杨甲三取穴经验》：平第五肋间隙，旁开中线 2 寸。

【详解】

→取穴指南

以上取法的位置基本一样。在胸骨上部略呈高起的部位叫胸骨角，与胸骨角相平的肋骨为第 2 肋骨，其下为第 2 肋间隙，再向下 3 个肋间隙即为第 5 肋间隙；男性也可以乳头所在的肋间隙为第 4 肋间隙，再向下数 1 肋为第 5 肋间隙。乳头距前正中线为 4 寸，一半为 2 寸。

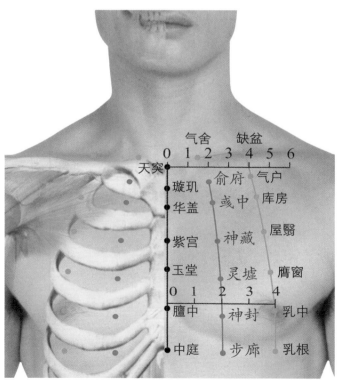

图 2 – 66 步廊—俞府

→主治归纳

部位主治：①胸痛、咳嗽、气喘等胸肺疾患；②乳痈。

【操作】斜刺或平刺 0.5~0.8 寸。不可深刺，以免伤及心肺。

23. 神封（Shénfēng，KI23）

【国标定位】在胸部，第 4 肋间隙，前正中线旁开 2 寸（图 2-66）。

【其他定位】

（1）新世纪《经络腧穴学》：在胸部，当第 4 肋间隙，前正中线旁开 2 寸。

（2）新世纪《针灸学》：第 4 肋间隙，前正中线旁开 2 寸。

（3）《杨甲三取穴经验》：平第四肋间隙，旁开中线 2 寸。

【详解】

→取穴指南

参见步廊。

→主治归纳

（1）部位主治：①胸胁支满、咳嗽、气喘等胸肺疾患；②乳痈。

（2）其他主治：呕吐。

【操作】斜刺或平刺 0.5~0.8 寸。不可深刺，以免伤及心肺。

24. 灵墟（Língxū，KI24）

【国标定位】在胸部，第 3 肋间隙，前正中线旁开 2 寸（图 2-66）。

【其他定位】

（1）新世纪《经络腧穴学》：在胸部，当第 3 肋间隙，前正中线旁开 2 寸。

（2）新世纪《针灸学》：第 3 肋间隙，前正中线旁开 2 寸。

（3）《杨甲三取穴经验》：平第三肋间隙，旁开中线 2 寸。

【详解】

→取穴指南

参见步廊。前正中线旁开 2 寸不是乳中至前正中线的一半，而是在俞府与神封的弧形连线上，即比乳中至前正中线的一半略靠内。

→主治归纳

（1）部位主治：①胸胁支满、咳嗽、气喘等胸肺疾患；②乳痈。

（2）其他主治：呕吐。

【操作】斜刺或平刺 0.5~0.8 寸。不可深刺，以免伤及心肺。

25. 神藏（Shéncáng，KI25）

【国标定位】在胸部，第 2 肋间隙，前正中线旁开 2 寸（图 2-66）。

【其他定位】

（1）新世纪《经络腧穴学》：在胸部，当第 2 肋间隙，前正中线旁开 2 寸。

（2）新世纪《针灸学》：第 2 肋间隙，前正中线旁开 2 寸。

（3）《杨甲三取穴经验》：平第二肋间隙，旁开中线 2 寸。

【详解】

→取穴指南

参见灵墟。

→主治归纳

（1）部位主治：胸胁支满、咳嗽、气喘等胸肺疾患。

（2）其他主治：呕吐。

【操作】斜刺或平刺 0.5~0.8 寸。不可深刺，以免伤及心肺。

26. 彧中（Yùzhōng，KI26）

【国标定位】在胸部，第 1 肋间隙，前正中线旁开 2 寸（图 2-66）。

【其他定位】

（1）新世纪《经络腧穴学》：在胸部，当第 1 肋间隙，前正中线旁开 2 寸。

（2）新世纪《针灸学》：第 1 肋间隙，前正中线旁开 2 寸。

（3）《杨甲三取穴经验》：平第一肋间隙，旁开中线 2 寸。

【详解】

→取穴指南

以上取穴法的位置基本一样。锁骨下面的肋骨就是第 1 肋骨，第 1 肋骨与第 2 肋骨之间的间隙就是第 1 肋间隙。前正中线旁开 2 寸不是乳中至前正中线的一半，而是在俞府与神封的弧形连线上，即比乳中至前正中线的一半略靠内。

→主治归纳

部位主治：胸胁支满、咳嗽、气喘痰涌等肺系疾患。

【操作】斜刺或平刺 0.5~0.8 寸。不可深刺，以免伤及心肺。

27. 俞府（Shùfǔ，KI27）

【国标定位】在胸部，锁骨下缘，前正中线旁开 2 寸（图 2-66）。

【其他定位】

（1）新世纪《经络腧穴学》：在胸部，当锁骨下缘，前正中线旁开 2 寸。

（2）新世纪《针灸学》：锁骨下缘，前正中线旁开 2 寸。

（3）《杨甲三取穴经验》：锁骨下缘，旁开中线 2 寸。

【详解】

→取穴指南

以上取穴法的位置基本一样。上述定位中"前正中线旁开 2 寸"是以《国标》新规定的"两肩胛骨喙突内侧缘之间为 12 寸"来折量的。一侧肩胛骨喙突内侧缘至前正中线是 6 寸，内 1/3 处即为前正中线旁开 2 寸。

→主治归纳

部位主治：咳嗽、气喘、胸痛等胸肺疾患。

【操作】斜刺或平刺 0.5~0.8 寸。不可深刺，以免伤及心肺。

九、 手厥阴心包经穴

1. 天池（Tiānchí，PC1）

【国标定位】在胸部，第 4 肋间隙，前正中线旁开 5 寸（图 2-67）。

【其他定位】

（1）新世纪《经络腧穴学》：在胸部，当第 4 肋间隙，乳头外 1 寸，前正中线旁开 5 寸。

（2）《杨甲三取穴经验》：乳外旁 1 寸。

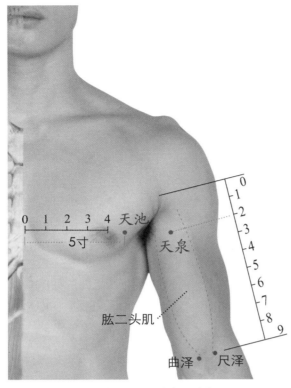

图 2-67 天池 天泉

（3）新世纪《针灸学》：乳头外侧1寸，当第4肋间隙中。

【详解】

→取穴指南

各种定位的描述虽不完全相同，但位置都是一样的。

→主治归纳

（1）部位主治：①咳嗽、痰多、胸闷、气喘、胸痛等肺心病证；②乳痈。

（2）其他主治：瘰疬。

【操作】斜刺或平刺0.3～0.5寸。不可深刺，以免伤及心肺。

2. 天泉（Tiānquán，PC2）

【国标定位】在臂前区，腋前纹头下2寸，肱二头肌的长、短头之间（图2-67）。

【其他定位】《杨甲三取穴经验》：腋前纹头下2寸，肱二头肌肌腹中。

【详解】

→取穴指南

上述两种定位基本一样，《杨甲三取穴经验》中的"肱二头肌肌腹中"与《国标》中的"肱二头肌的长、短头之间"的位置基本上一致，只是说法不同。

→主治归纳

（1）经络主治：胸背及上臂内侧痛。

（2）脏腑主治：心痛、咳嗽、胸胁胀满等肺心病证。

【操作】直刺1～1.5寸。

3. 曲泽（Qūzé，PC3）　合穴

【国标定位】在肘前区，肘横纹上，肱二头肌肌腱的尺侧缘凹陷中（图2-68）。

【详解】

→主治归纳

（1）部位主治：肘臂挛痛。

（2）脏腑主治：心痛、心悸、善惊等心系病证。

（3）其他主治：①暑热病；②胃痛、呕血、呕吐等热性胃病。

【操作】直刺1～1.5寸；或点刺出血。

4. 郄门（Xìmén，PC4）　郄穴

【国标定位】在前臂区，腕掌侧远端横纹上5寸，掌长肌腱与桡侧腕屈肌腱之间（图2-68）。

【其他定位】

（1）新世纪《经络腧穴学》：在前臂掌侧，当曲泽与大陵的连线上，腕横纹上5寸，掌长肌腱与桡侧腕屈肌腱之间。

（2）新世纪《针灸学》：腕横纹上 5 寸，掌长肌腱与桡侧腕屈肌腱之间。

【详解】

→取穴指南

各种定位方法的位置基本一样。

新世纪《经络腧穴学》定位中出现了两个横坐标"曲泽与大陵的连线上"和"掌长肌腱与桡侧腕屈肌腱之间"，有失简洁、明了。

定位时，握拳，手桡偏，微屈腕时，显现两肌腱。若摸不到掌长肌腱，则以桡侧腕屈肌腱尺侧定穴。腕横纹至肘横纹为 12 寸，腕掌侧远端横纹上 5 寸也就是腕横纹至肘横纹连线的中点下 1 寸。

→主治归纳

（1）脏腑主治：①急性心痛、心悸、心烦、胸痛等心疾；②癫痫；③疔疮（"诸痛痒疮皆属于心"）。

（2）穴性主治：咯血、呕血、衄血等热性出血证（阴经郄穴善治出血性疾病）。

【操作】直刺 0.5～1 寸。

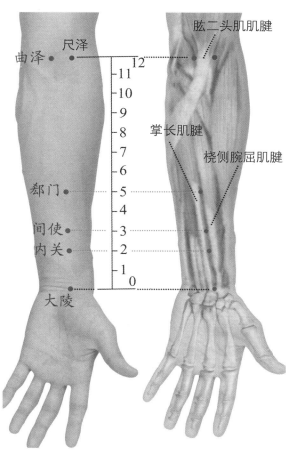

图 2－68　曲泽—大陵

5. 间使（Jiānshǐ, PC5）　经穴

【国标定位】在前臂区，腕掌侧远端横纹上 3 寸，掌长肌腱与桡侧腕屈肌腱之间（图 2－68）。

【其他定位】

（1）新世纪《经络腧穴学》：在前臂掌侧，当曲泽与大陵的连线上，腕横纹上 3 寸，掌长肌腱与桡侧腕屈肌腱之间。

（2）新世纪《针灸学》：腕横纹上 3 寸，掌长肌腱与桡侧腕屈肌腱之间。

【详解】

→取穴指南

参见郄门。腕横纹至肘横纹为 12 寸，腕掌侧远端横纹上 3 寸也就是腕横纹至肘横纹连线的下 1/4 处。

→主治归纳

（1）脏腑主治：①心痛、心悸等心疾；②癫狂痫。

（2）其他主治：①胃痛、呕吐等热性胃病；②热病，疟疾。

【操作】直刺 0.5～1 寸。

6. 内关（Nèiguān, PC6）　络穴；八脉交会穴（通阴维脉）

【国标定位】在前臂区，腕掌侧远端横纹上 2 寸，掌长肌腱与桡侧腕屈肌腱之间（图 2－68）。

【其他定位】

（1）新世纪《经络腧穴学》：在前臂掌侧，当曲泽与大陵的连线上，腕横纹上 2 寸，掌长肌腱与桡侧腕屈肌腱之间。

（2）新世纪《针灸学》：腕横纹上 2 寸，掌长肌腱与桡侧腕屈肌腱之间。

【详解】

→取穴指南

参见郄门。腕横纹至肘横纹为 12 寸，腕掌侧远端横纹上 2 寸也就是腕横纹至肘横纹连线的下 1/6

处。也可用指寸法。

→主治归纳

（1）经络主治：①肘臂挛痛；②中风。

（2）脏腑主治：①心痛、胸闷、心动过速或过缓等心疾；②失眠、郁证、癫狂痫等神志病证。

（3）穴性主治：胃痛、呕吐、呃逆等胃腑病证。

（4）其他主治：眩晕症，如晕车、晕船、耳源性眩晕。

【操作】直刺 0.5 ~ 1 寸。

7. 大陵（Dàlíng，PC7）　输穴；原穴

【国标定位】在前臂区，腕掌侧远端横纹中，掌长肌腱与桡侧腕屈肌腱之间（图 2 - 68）。

【其他定位】

（1）新世纪《经络腧穴学》：在腕掌横纹的中点处，当掌长肌腱与桡侧腕屈肌腱之间。

（2）新世纪《针灸学》：腕横纹中央，掌长肌腱与桡侧腕屈肌腱之间。

【详解】

→取穴指南

各种定位方法的位置基本一样。

→主治归纳

（1）经络主治：臂、手挛痛。

（2）脏腑主治：①心痛、心悸、胸胁满痛；②喜笑悲恐、癫狂痫等神志疾患。

（3）其他主治：胃痛、呕吐、口臭等胃腑病证。

【操作】直刺 0.3 ~ 0.5 寸。

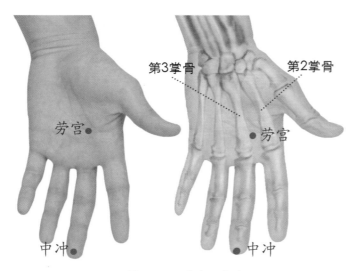

图 2 - 69　劳宫　中冲

8. 劳宫（Láogōng，PC8）　荥穴

【国标定位】在掌区，横平第 3 掌指关节近端，第 2、3 掌骨之间偏于第 3 掌骨（图 2 - 69）。

【其他定位】

（1）新世纪《经络腧穴学》：在手掌心，当第 2、3 掌骨之间偏于第 3 掌骨，握拳屈指时中指尖处。

（2）《杨甲三取穴经验》：二、三掌指关节后，第三掌骨桡侧边。

【详解】

→取穴指南

相对于其他两种定位法，新世纪《经络腧穴学》的定位不是很好，它的纵坐标是用"握拳屈指时中指尖处"来确定的，"中指尖"的位置受"握拳屈指"的程度影响较大，所以很难说明一个穴位的准确位置，临床应用时也并不方便。

→主治归纳

（1）部位主治：鹅掌风。

（2）脏腑主治：①心痛、烦闷、癫狂痫等神志疾患；②中风昏迷、中暑等急症。

（3）穴性主治：口疮，口臭（本经荥穴泻心火）。

【操作】直刺0.3~0.5寸。

9. 中冲（Zhōngchōng，PC9）　井穴

【国标定位】在手指，中指末端最高点（图2-69）。

【其他定位】

（1）新世纪《经络腧穴学》：在手中指末节尖端中央。

（2）《杨甲三取穴经验》：中指尖端。

【详解】

→取穴指南

"最高点"和"尖端"的位置是一样的。

→主治归纳

（1）脏腑主治：中风昏迷，舌强不语。

（2）穴性主治：昏厥、中暑、小儿惊风等急症。

【操作】浅刺0.1寸；或点刺出血。

十、 手少阳三焦经穴

1. 关冲（Guānchōng，TE1）　井穴

【国标定位】在手指，第4指末节尺侧，指甲根角侧上方0.1寸（指寸）（图2-70）。

【其他定位】

（1）新世纪《经络腧穴学》：在手环指末节尺侧，距指甲角0.1寸。

（2）《杨甲三取穴经验》：无名指尺侧爪甲角的根部。

（3）五版《针灸学》：第四指尺侧指甲角旁约0.1寸。

【详解】

→取穴指南

参见少商。

→主治归纳

（1）经脉主治：头痛、目赤、耳鸣、耳聋、喉痹、舌强等头面五官病证（手少阳三焦经：其支者，从耳后入耳中，出走耳前，过客主人，前交频，至目锐眦）。

（2）穴性主治：热病，中暑。

【操作】浅刺0.1寸；或点刺出血。

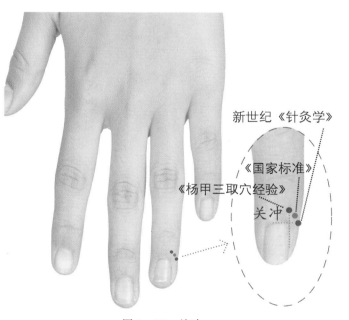

新世纪《针灸学》

《国家标准》

《杨甲三取穴经验》

关冲

图2-70　关冲

2. 液门（Yèmén，TE2）　荥穴

【国标定位】在手背，第4、5指间，指蹼缘上方赤白肉际凹陷中（图2-71）。

【其他定位】

（1）新世纪《经络腧穴学》：在手背部，当第4、5指间，指蹼缘后方赤白肉际处。

（2）新世纪《针灸学》：第4、5掌指关节之间的前缘凹陷中。

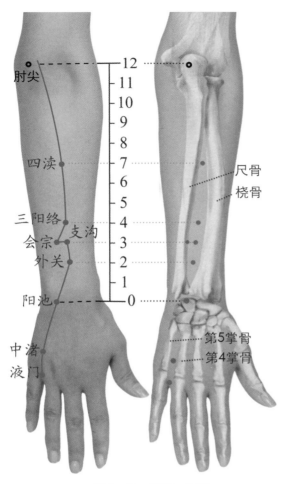

图 2 – 71　液门—四渎

（3）《杨甲三取穴经验》：第四、五掌指关节前。

【详解】

→取穴指南

以上取法的位置基本一样，描述方法略有不同。《国标》中的"指蹼缘上方"是基于标准解剖体位而言的，其他定位方法中的"指蹼缘后方""掌指关节之间的前缘"是基于前臂置于水平位置而言的。因此《国标》中对此穴的描述更规范。

→主治归纳

经脉主治：①手臂痛；②头痛、目赤、耳鸣、耳聋、喉痹、舌强等头面五官热性病证；③疟疾。

【操作】直刺 0.3～0.5 寸。

3. 中渚（Zhōngzhǔ，TE3）　输穴

【国标定位】在手背，第 4、5 掌骨间，第 4 掌指关节近端凹陷中（图 2 – 71）。

【其他定位】

（1）新世纪《经络腧穴学》：在手背部，当环指本节（掌指关节）的后方，第 4、5 掌骨间凹陷处。

（2）《杨甲三取穴经验》：第四、五掌指关节后。

【详解】

→取穴指南

以上取法的位置基本一样，描述方法略有不同，《国标》中对此穴的描述更规范。

→主治归纳

（1）经脉主治：①肩背肘臂酸痛，手指不能屈伸；②头痛、目赤、耳鸣、耳聋、喉痹、舌强等头面五官病证。

（2）其他主治：热病。

【操作】直刺 0.3～0.5 寸。

4. 阳池（Yángchí，TE4）　原穴

【国标定位】在腕后区，腕背侧远端横纹上，指伸肌腱的尺侧缘凹陷中（图 2 – 71）。

【其他定位】

（1）《杨甲三取穴经验》：腕背横纹上，当伸小指固有肌腱与指总伸肌腱之间取之。

（2）新世纪《针灸学》：在腕背横纹中，当指总伸肌腱的尺侧缘凹陷中。

（3）新世纪《经络腧穴学》：在腕背横纹中，当指伸肌腱的尺侧缘凹陷处。

【详解】

→取穴指南

各种定位方法的描述虽略有不同，但位置基本一样。指总伸肌腱就是指伸肌腱，指伸肌腱在抗阻力伸指伸腕时可明显触及。取穴时：掌心向下，沿第 4、5 掌骨间向上扪至腕背侧远端横纹处的凹陷中即是。

→主治归纳

（1）局部主治：腕痛。

（2）经脉主治：①肩臂痛；②目赤肿痛、耳鸣、喉痹等五官病证。

（3）其他主治：消渴，口干。

【操作】直刺 0.3～0.5 寸。

5. 外关（Wàiguān，TE5）　　络穴；八脉交会穴（通阳维脉）

【国标定位】在前臂后区，腕背侧远端横纹上 2 寸，尺骨与桡骨间隙中点（图 2－71）。

【其他定位】

（1）新世纪《针灸学》：腕背横纹上 2 寸，尺骨与桡骨正中间。

（2）新世纪《经络腧穴学》：在前臂背侧，当阳池与肘尖的连线上，腕背横纹上 2 寸，尺骨与桡骨之间。

【详解】

→取穴指南

《国标》和新世纪《针灸学》中关于此穴的定位都在"尺骨与桡骨"的"间隙中点"或"正中间"，这种方法简便，客观。而新世纪《经络腧穴学》中的定位只说在"尺骨与桡骨之间"，没说在此两骨的正中间，而是以"阳池与肘尖的连线上"为准，这种方法在理论上不科学，临床上不方便。

→主治归纳

（1）经脉主治：①上肢痿痹不遂；②胁肋痛；③头痛、目赤肿痛、耳鸣、耳聋等头面五官病证。

（2）其他主治：①热病；②瘰疬。

【操作】直刺 0.5～1 寸。

6. 支沟（Zhīgōu，TE6）　　经穴

【国标定位】在前臂后区，腕背侧远端横纹上 3 寸，尺骨与桡骨间隙中点（图 2－71）。

【其他定位】

（1）新世纪《针灸学》：腕背横纹上 3 寸，尺骨与桡骨正中间。

（2）新世纪《经络腧穴学》：在前臂背侧，当阳池与肘尖的连线上，腕背横纹上 3 寸，尺骨与桡骨之间。

【详解】

→取穴指南

关于"尺骨与桡骨之间"的解释参见外关穴。腕背侧远端横纹至肘尖为 12 寸，腕背侧远端横纹上 3 寸就是腕背侧远端横纹至肘尖连线的下 1/4 处，还要在尺骨与桡骨间隙的中点。

→主治归纳

（1）经脉主治：①胁肋疼痛；②耳鸣，耳聋。

（2）其他主治：①便秘；②暴喑；③瘰疬；④热病。

【操作】直刺 0.5～1 寸。

7. 会宗（Huìzōng，TE7）　　郄穴

【国标定位】在前臂后区，腕背侧远端横纹上 3 寸，尺骨的桡侧缘（图 2－71）。

【其他定位】

（1）新世纪《针灸学》：腕背横纹上 3 寸，支沟穴尺侧，当尺骨桡侧缘。

（2）新世纪《经络腧穴学》：在前臂背侧，当腕背横纹上 3 寸，支沟尺侧，尺骨的桡侧缘。

【详解】

→取穴指南

纵坐标仿支沟，还要在尺骨的桡侧缘，也就是在尺骨与桡骨之间，并紧靠尺骨，支沟的尺侧。

→主治归纳

（1）经脉主治：①上肢痹痛；②耳聋。

（2）其他主治：痫证。

【操作】直刺 0.5~1 寸。

8. 三阳络（Sānyángluò，TE8）

【国标定位】在前臂后区，腕背侧远端横纹上 4 寸，尺骨与桡骨间隙中点（图 2 - 71）。

【其他定位】

（1）新世纪《针灸学》：在腕背横纹上 4 寸，支沟穴上 1 寸，尺骨与桡骨之间。

（2）新世纪《经络腧穴学》：在前臂背侧，腕背横纹上 4 寸，尺骨与桡骨之间。

【详解】

→取穴指南

《国标》强调了该穴在“尺骨与桡骨间隙中点”，这样描述更精确。腕背侧远端横纹至肘尖为 12 寸，腕背侧远端横纹上 4 寸就是腕背侧远端横纹至肘尖连线的下 1/3 处。

→主治归纳

经脉主治：①手臂痛；②耳聋、暴喑、齿痛等五官病证。

【操作】直刺 0.5~1 寸。

9. 四渎（Sìdú，TE9）

【国标定位】在前臂后区，肘尖下 5 寸，尺骨与桡骨间隙中点（图 2 - 71）。

【其他定位】

（1）新世纪《针灸学》：尺骨鹰嘴下 5 寸，尺骨与桡骨之间。

（2）新世纪《经络腧穴学》：在前臂背侧，当阳池与肘尖的连线上，肘尖下 5 寸，尺骨与桡骨之间。

【详解】

→取穴指南

关于此穴的定位，纵坐标基本是一样的，即“肘尖下 5 寸”或“尺骨鹰嘴下 5 寸”。但对横坐标的描述则不完全相同，《国标》是“尺骨与桡骨间隙中点”，这样描述简便而准确。

腕背侧远端横纹至肘尖为 12 寸，肘尖下 5 寸就是腕背侧远端横纹至肘尖连线的中点上 1 寸，并位于尺骨与桡骨间隙的中点。

→主治归纳

（1）局部主治：手臂痛。

（2）经脉主治：耳聋、暴喑、齿痛、咽喉肿痛等五官病证。

【操作】直刺 0.5~1 寸。

10. 天井（Tiānjǐng，TE10）　　合穴

【国标定位】在肘后区，肘尖上 1 寸凹陷中（图 2 - 72）。

【其他定位】

（1）新世纪《针灸学》：屈肘，尺骨鹰嘴上 1 寸凹陷中。

（2）新世纪《经络腧穴学》：在臂外侧，屈肘时，当肘尖直上 1 寸凹陷中。

【详解】

→取穴指南

各种定位方法基本一样。但严格地讲，尺骨鹰嘴的部位比肘尖略靠上。取穴时，以肘尖为标准更

好一些，因为肘尖上 1 寸的凹陷较明显。

→主治归纳

（1）经脉主治：①偏头痛、胁肋痛、颈项肩背臂痛等痛证；②耳聋。

（2）其他主治：①癫痫；②瘰疬，瘿气。

【操作】直刺 0.5～1 寸。

11. 清冷渊（Qīnglíngyuān，TE11）

【国标定位】在臂后区，肘尖与肩峰角连线上，肘尖上 2 寸（图2-72）。

【其他定位】

（1）新世纪《经络腧穴学》：在臂外侧，屈肘，当肘尖直上 2 寸，即天井上 1 寸。

（2）新世纪《针灸学》：屈肘，天井穴上 1 寸。

（3）《杨甲三取穴经验》：尺骨鹰嘴直上 2 寸。

【详解】

→取穴指南

相比《国标》中的"肘尖与肩峰角连线上"，新世纪《经络腧穴学》和《针灸学》中的"直上"更为实用。

因尺骨鹰嘴的部位比肘尖略靠上。所以《杨甲三取穴经验》的"尺骨鹰嘴直上 2 寸"比其他几种方法的位置略靠上。

→主治归纳

经脉主治：头痛、目痛、胁痛、肩臂痛等痛证。

【操作】直刺 0.8～1.2 寸。

12. 消泺（Xiāoluò，TE12）

【国标定位】在臂后区，肘尖与肩峰角连线上，肘尖上 5 寸（图2-72）。

【其他定位】

（1）五版《针灸学》：在尺骨鹰嘴与肩髎穴连线上，清冷渊穴上 3 寸。

（2）新世纪《针灸学》：肩髎与天井穴连线上，清冷渊穴上 3 寸。

（3）新世纪《经络腧穴学》：在臂外侧，当清冷渊与臑会连线的中点处。

【详解】

→取穴指南

关于该穴定位的横坐标，《国标》采用了"肘尖与肩峰角连线上"的描述，其他定位用的是"尺骨鹰嘴"或"天井穴"与"肩髎"的连线。《国标》的定位标准最好，因为肘尖、肩峰角都是明确的解剖部位，而肩髎是一个穴位，还需再定位。肩峰角与肩髎穴基本在同一个水平，但肩峰角比肩髎略靠后，所以《国标》中定取的消泺穴也比其他定位法定取的消泺穴略靠后。

关于该穴定位的纵坐标，《国标》中的"肘尖上 5 寸"与五版《针灸学》、新世纪《针灸学》中的"清冷渊穴上 3 寸"（清冷渊即清冷渊）是一样的。但用"肘尖上 5 寸"来描述更直接明了。这里的肘尖上 5 寸可参照肘尖至腋后纹头为 9 寸来量取。至于新世纪《经络腧穴学》中的"当清冷渊与臑会连

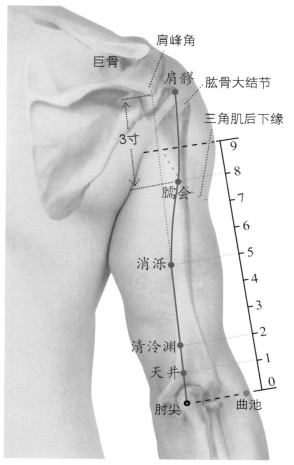

图2-72　天井—肩髎

线的中点处"，涉及其他两个穴位的定位，虽然可相互参照，但更加复杂。

→主治归纳

（1）经脉主治：头痛。

（2）其他主治：齿痛、项背痛等痛证。

【操作】直刺 1～1.5 寸。

13. 臑会 （Nàohuì，TE13）

【国标定位】在臂后区，肩峰角下 3 寸，三角肌的后下缘（图 2-72）。

【其他定位】

（1）新世纪《针灸学》：肩髎穴与天井穴连线上，肩髎下 3 寸，三角肌的后缘。

（2）新世纪《经络腧穴学》：在臂外侧，当肘尖与肩髎的连线上，肩髎下 3 寸，三角肌的后下缘。

（3）《杨甲三取穴经验》：三角肌的后下缘与肱骨的交点处。

【详解】

→取穴指南

关于该穴定位的横坐标，《国标》只用了"三角肌的后下缘"，较为明确。新世纪《针灸学》和《经络腧穴学》都有两个横坐标，似乎多了一些参考，但有时二者并不一致，究竟以哪个为标准？这是个问题。

关于该穴定位的纵坐标，《国标》中的"肩峰角下 3 寸"与新世纪《针灸学》和《经络腧穴学》中的"肩髎下 3 寸"基本上是一样的，但用"肩峰角"这个明确的解剖部位更简单。

→主治归纳

（1）经脉主治：上肢痹痛。

（2）其他主治：①瘰疬；②瘿气。

【操作】直刺 1～1.5 寸。

14. 肩髎 （Jiānliáo，TE14）

【国标定位】在三角肌区，肩峰角与肱骨大结节两骨间凹陷中（图 2-72）。

【其他定位】

（1）《杨甲三取穴经验》：锁骨肩峰后缘直下骨下凹陷取之。

（2）新世纪《经络腧穴学》：在肩部，肩髃后方，当臂外展时，于肩峰后下方呈现凹陷处。

【详解】

→取穴指南

《国标》中关于该穴的定位说得很清楚，"肩峰角"和"肱骨大结节"都是非常明显的骨性标志。对肌肉丰满者，也可屈臂外展，肩峰外侧缘前后端呈现两个凹陷，前一较深凹陷为肩髃，后一凹陷即本穴。垂肩时，肩髃后约 1 寸是肩髎。

→主治归纳

经脉主治：肩臂挛痛不遂。

【操作】直刺 1～1.5 寸。

15. 天髎 （Tiānliáo，TE15）

【国标定位】在肩胛区，肩胛骨上角骨际凹陷中（图 2-73）。

【其他定位】

（1）五版《针灸学》：肩胛骨上角，曲垣穴上 1 寸。

（2）新世纪《经络腧穴学》：在肩胛部，肩井与曲垣的中间，当肩胛骨上角处。

（3）《杨甲三取穴经验》：肩胛骨的内上角端取之。

【详解】

→取穴指南

各种定位方法都提到了在"肩胛骨上角"处，五版《针灸学》又增加了"曲垣穴上1寸"，新世纪《经络腧穴学》又提到了"肩井与曲垣的中间"，可供参考。但当发生矛盾时，要以最近的解剖标志为准，即以"肩胛骨上角"处为准。

→主治归纳

局部主治：肩臂痛，颈项强急。

【操作】直刺0.5～1寸。

16. 天牖（Tiānyǒu，TE16）

【国标定位】在颈部，横平下颌角，胸锁乳突肌的后缘凹陷中（图2-74）。

【其他定位】

（1）五版《针灸学》：乳突后下方，胸锁乳突肌后缘，平下颌角处。

（2）新世纪《经络腧穴学》：在颈侧部，当乳突的后方直下，平下颌角，胸锁乳突肌的后缘。

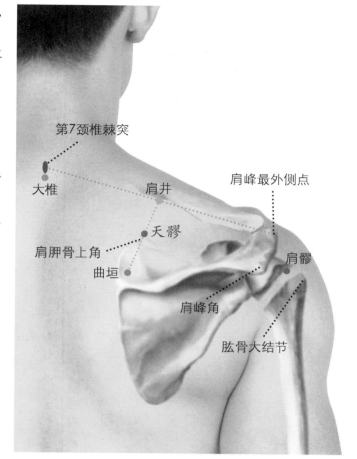

图2-73 天髎

【详解】

→取穴指南

各种定位方法都用到的两个坐标是："平下颌角""胸锁乳突肌后缘"，这里的"平下颌角"是指沿颈部横纹略向后上的斜线，不是真正的水平线。五版《针灸学》和新世纪《经络腧穴学》提到的"乳突后下方"或"当乳突的后方直下"对该穴定位无太大参考意义。

→主治归纳

（1）经脉主治：①头痛、项强、目眩、目不明、暴聋等头项、五官病证；②肩背痛。

（2）其他主治：①瘰疬；②鼻衄，喉痹。

【操作】直刺0.5～1寸。

17. 翳风（Yìfēng，TE17）

【国标定位】在颈部，耳垂后方，乳突下端前方凹陷中（图2-74）。

【其他定位】

（1）五版《针灸学》：乳突前下方与下颌角之间的凹陷中。

（2）新世纪《经络腧穴学》：在耳垂后方，当乳突与下颌角之间的凹陷处。

（3）《杨甲三取穴经验》：乳突的高点与下颌角连线的中间。

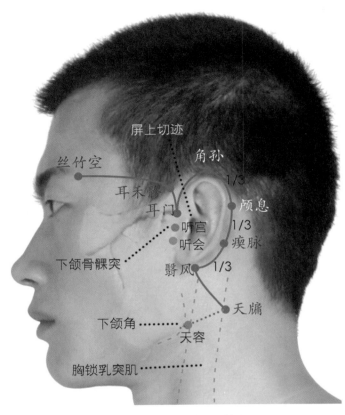

屏上切迹

丝竹空

角孙

1/3

耳禾髎

颅息

耳门

1/3

听宫

听会

瘛脉

下颌骨髁突

翳风

1/3

天牖

下颌角

天容

胸锁乳突肌

图 2 - 74　天牖—丝竹空

（2）《杨甲三取穴经验》：乳突的前下缘。

【详解】

→取穴指南

"角孙与翳风沿耳轮弧形连线的上 2/3 与下 1/3 的交点处（或中、下 1/3 的交点处）"约在"乳突中央"，所以《杨甲三取穴经验》中的"乳突的前下缘"与《国标》、新世纪《经络腧穴学》中该穴的位置不完全相同。

→主治归纳

（1）局部主治：头痛，耳鸣，耳聋。

（2）其他主治：小儿惊风。

【操作】平刺 0.3 ~ 0.5 寸；或点刺静脉出血。

19. 颅息（Lúxī，TE19）

【国标定位】在头部，角孙与翳风沿耳轮弧形连线的上 1/3 与下 2/3 的交点处（图 2 - 74）。

【其他定位】

（1）新世纪《经络腧穴学》：在头部，当角孙至翳风之间，沿耳轮连线的上、中 1/3 的交点处。

（2）《杨甲三取穴经验》：乳突的前上缘。

【详解】

→取穴指南

《国标》和新世纪《经络腧穴学》中"角孙与翳风沿耳轮弧形连线的上 1/3 与下 2/3 的交点处"或"上、中 1/3 的交点处"的位置比《杨甲三取穴经验》中的"乳突的前上缘"的位置略靠上。

【详解】

→取穴指南

该穴的准确位置在耳垂后下缘所对的乳突与下颌角之间的凹陷中，所以《国标》的描述较好。五版《针灸学》和《杨甲三取穴经验》中没有提到"耳垂后方"或"耳垂后下缘"，实际定位时难以准确把握，因为此穴定位中耳垂是一个重要标志。

→主治归纳

（1）局部主治：①耳鸣、耳聋等耳疾；②口眼歪斜、面风、牙关紧闭、颊肿等面、口病证。

（2）其他主治：瘰疬。

【操作】直刺 0.5 ~ 1 寸。

18. 瘛脉（Chìmài，TE18）

【国标定位】在头部，乳突中央，角孙与翳风沿耳轮弧形连线的上 2/3 与下 1/3 的交点处（图 2 - 74）。

【其他定位】

（1）新世纪《经络腧穴学》：在头部，耳后乳突中央，当角孙至翳风之间，沿耳轮连线的中、下 1/3 的交点处。

→主治归纳

（1）局部主治：头痛，耳鸣，耳聋。

（2）其他主治：小儿惊风。

【操作】平刺 0.3~0.5 寸。

20. 角孙（Jiǎosūn，TE20）

【国标定位】在头部，耳尖正对的发际处（图 2-74）。

【其他定位】

（1）新世纪《经络腧穴学》：在头部，折耳郭向前，耳尖直上入发际处。

（2）《杨甲三取穴经验》：折耳，耳尖尽处取之。

【详解】

→取穴指南

各种定位方法描述虽略有不同，但穴位的位置实际上是一样的。

→主治归纳

（1）局部主治：头痛。

（2）经脉主治：①目赤肿痛，目翳；②项强；③齿痛，颊肿。

【操作】平刺 0.3~0.5 寸。

21. 耳门（Ěrmén，TE21）

【国标定位】在耳区，耳屏上切迹与下颌骨髁突之间的凹陷中（图 2-74）。

【其他定位】

（1）新世纪《经络腧穴学》：在面部，当耳屏上切迹的前方，下颌骨髁状突后缘，张口有凹陷处。

（2）《杨甲三取穴经验》：屏上切迹前的凹陷中。

【详解】

→取穴指南

各种定位方法描述虽略有不同，但穴位的位置实际上是一样的。

→主治归纳

（1）局部主治：①耳鸣、耳聋、聤耳等耳疾；②颈颌痛。

（2）其他主治：齿痛（手少阳三焦经：以屈下颊至顷）。

【操作】微张口，直刺 0.5~1 寸。

22. 耳和髎（Ěrhéliáo，TE22）

【国标定位】在头部，鬓发后缘，耳郭根的前方，颞浅动脉的后缘（图 2-74）。

【其他定位】

（1）新世纪《经络腧穴学》：在头侧部，当鬓发后缘，平耳郭根之前方，颞浅动脉的后缘。

（2）《杨甲三取穴经验》：耳根前 1 寸取之。

【详解】

→取穴指南

《杨甲三取穴经验》只以"耳根前 1 寸"定取该穴，虽方法简单，但没结合局部解剖标志"鬓发后缘"和"颞浅动脉"，故定取该穴难以准确。

→主治归纳

（1）局部主治：头痛，耳鸣。

（2）经脉主治：牙关紧闭，口歪（手少阳三焦经：以屈下颊至顿）。

【操作】避开动脉，平刺 0.3 ~ 0.5 寸。

23. 丝竹空（Sīzhúkōng，TE23）

【国标定位】在面部，眉梢凹陷中（图 2 - 74）。

【详解】

→主治归纳

（1）局部主治：头痛、目眩、目赤肿痛、眼睑瞤动等头目病证。

（2）其他主治：①癫痫；②齿痛。

【操作】平刺 0.3 ~ 0.5 寸。

十一、 足少阳胆经穴

1. 瞳子髎（Tóngzǐliáo，GB1）

【国标定位】在面部，目外眦外侧 0.5 寸凹陷中（图2 - 75）。

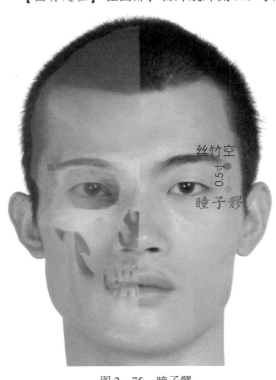

图 2 - 75　瞳子髎

【其他定位】

（1）新世纪《经络腧穴学》：在面部，目外眦旁，当眶外侧缘处。

（2）新世纪《针灸学》：目外眦外侧约 0.5 寸，眶骨外缘凹陷处。

【详解】

→取穴指南

该穴的定位主要有两个标志，一个是目外眦外侧 0.5 寸，另一个是眶骨外缘凹陷处，以后者更好。

→主治归纳

局部主治：①头痛；②目赤肿痛、羞明流泪、目翳等目疾。

【操作】平刺 0.3 ~ 0.5 寸。或三棱针点刺出血。

2. 听会（Tīnghuì，GB2）

【国标定位】在面部，耳屏间切迹与下颌骨髁突之间的凹陷中（图 2 - 76）。

【其他定位】

（1）新世纪《经络腧穴学》：在面部，当耳屏间切迹的前方，下颌骨髁状突的后缘，张口有凹陷处。

（2）《杨甲三取穴经验》：在屏间切迹前凹陷中。

【详解】

→取穴指南

各种定位方法基本一样。

→主治归纳

（1）局部主治：耳鸣、耳聋、聤耳等耳疾。

（2）经脉主治：齿痛、口眼歪斜（足少阳胆经：其支者，别锐眦，下大迎，合于手少阳）。

【操作】微张口，直刺 0.5 ~ 0.8 寸。

3. 上关 （Shàngguān，GB3）

【国标定位】在面部，颧弓上缘中央凹陷中（图 2 - 76）。

【其他定位】

（1）新世纪《针灸学》：下关穴直上，颧弓上缘凹陷处。

（2）新世纪《经络腧穴学》：在耳前，下关直上，当颧弓的上缘凹陷处。

【详解】

→取穴指南

《国标》的"颧弓上缘中央凹陷中"并不容易找到。新世纪《针灸学》和新世纪《经络腧穴学》都用了"下关（穴）直上"和"颧弓上缘凹陷处"，这虽然涉及另一个穴的定位，但这是必要的，因为下关穴处的凹陷很明显，它的直上，颧弓上缘凹陷处也就很明确了。

→主治归纳

局部主治：①耳鸣、耳聋、聤耳等耳疾；②齿痛、面痛、口眼歪斜、口噤等面口病证。

【操作】直刺 0.3 ~ 0.5 寸。

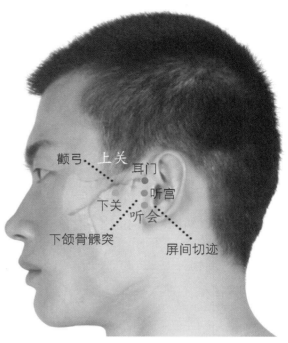

图 2 - 76 听会、上关

4. 颔厌 （Hànyàn，GB4）

【国标定位】在头部，从头维至曲鬓的弧形连线（其弧度与鬓发弧度相应）的上 1/4 与下 3/4 的交点处（图2 - 77）。

【详解】

→取穴指南

先取头维和曲鬓穴。头维：额角发际直上 0.5 寸；曲鬓：耳前鬓发后缘直上与耳尖水平线的交点处。将头维与曲鬓连一弧形曲线，其弧度与鬓角发际前缘弧度相应，将这一曲线分成 4 等分，上 1/4 与下 3/4 的交点处即为颔厌穴。

→主治归纳

（1）局部主治：偏头痛，眩晕。

（2）经脉主治：耳鸣、目外眦痛、齿痛等五官病证。

（3）其他主治：惊痫。

【操作】平刺 0.5 ~ 0.8 寸。

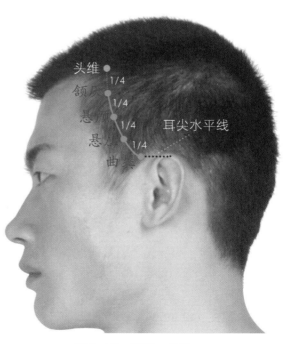

图 2 - 77 颔厌—曲鬓

5. 悬颅（Xuánlú，GB5）

【国标定位】在头部，从头维至曲鬓的弧形连线（其弧度与鬓发弧度相应）的中点处（图2-77）。

【详解】

→取穴指南

参见颔厌。

→主治归纳

（1）局部主治：偏头痛。

（2）经脉主治：①目赤肿痛；②齿痛。

【操作】平刺0.5~0.8寸。

6. 悬厘（Xuánlí，GB6）

【国标定位】在头部，从头维至曲鬓的弧形连线（其弧度与鬓发弧度相应）的上3/4与下1/4的交点处（图2-77）。

【详解】

→取穴指南

参见颔厌。

→主治归纳

（1）局部主治：偏头痛。

（2）经脉主治：①目赤肿痛；②耳鸣。

【操作】平刺0.5~0.8寸。

7. 曲鬓（Qūbìn，GB7）

【国标定位】在头部，耳前鬓角发际后缘与耳尖水平线的交点处（图2-77）。

【其他定位】

（1）新世纪《针灸学》：耳前鬓发后缘直上，平角孙穴。

（2）新世纪《经络腧穴学》：在头部，当耳前鬓角发际后缘的垂线与耳尖水平线交点处。

（3）《杨甲三取穴经验》：角孙穴前一横指。

【详解】

→取穴指南

《国标》关于该穴定位的描述可能存在问题，因为很多人耳尖已经是鬓角发际后缘线的最高点了，经过耳尖的水平线不可能再与鬓角发际后缘有交点了。所以新世纪《针灸学》和《经络腧穴学》的"鬓发后缘直上，平角孙穴"或"鬓角发际后缘的垂线（即竖直线）与耳尖水平线交点处"的取法是很好的。

→主治归纳

局部主治：头痛连齿、颊颔肿、口噤等头面病证。

【操作】平刺0.5~0.8寸。

8. 率谷（Shuàigǔ，GB8）

【国标定位】在头部，耳尖直上入发际1.5寸（图2-78）。

【详解】

→取穴指南

耳尖所在的发际处就是角孙，角孙直上，入发际1.5寸就是率谷。这里的1.5寸以手指同身寸折量。咀嚼时，以手按之有肌肉鼓动。

→主治归纳

（1）局部主治：头痛，眩晕。

（2）其他主治：小儿急、慢惊风。

【操作】平刺 0.5 ~ 0.8 寸。

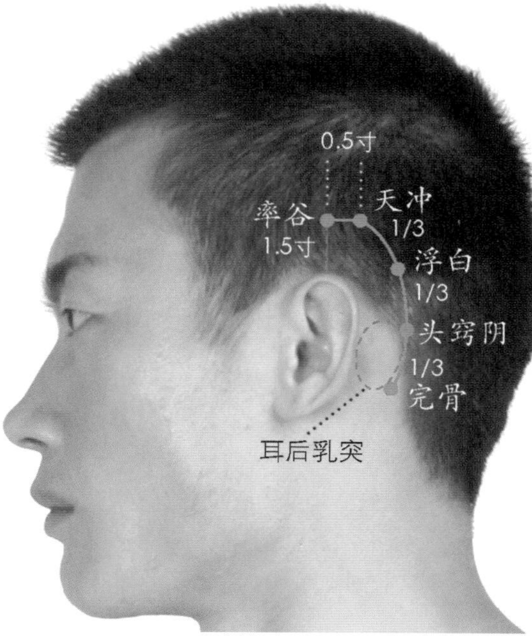

9. 天冲（Tiānchōng，GB9）

【国标定位】在头部，耳根后缘直上，入发际 2 寸（图 2 - 78）。

【其他定位】

（1）《杨甲三取穴经验》：率谷后 0.5 寸处。

（2）新世纪《经络腧穴学》：在头部，当耳根后缘直上入发际 2 寸，率谷后 0.5 寸处。

（3）新世纪《针灸学》：耳根后缘直上入发际 2 寸，率谷后 0.5 寸处。

【详解】

→取穴指南

"耳根后缘直上，入发际 2 寸"这种方法不容易操作，不如先定取率谷，其后 0.5 寸取天冲更准确易行。

→主治归纳

（1）局部主治：头痛。

（2）其他主治：①癫痫；②牙龈肿痛。

【操作】平刺 0.5 ~ 0.8 寸。

图 2 - 78 率谷—完骨

10. 浮白（Fúbái，GB10）

【国标定位】在头部，耳后乳突的后上方，从天冲至完骨的弧形连线（其弧度与耳郭弧度相应）的上 1/3 与下 2/3 的交点处（图 2 - 78）。

【其他定位】

（1）五版《针灸学》：耳根上缘向后入发际横量 1 寸。

（2）新世纪《针灸学》：耳根上缘向后入发际横量 1 寸，天冲与完骨的弧形连线的上 1/3 与中 1/3 的交点处。

（3）新世纪《经络腧穴学》：在头部，当耳后乳突的后上方，天冲与完骨的弧形连线的中 1/3 与上 1/3 交点处。

【详解】

→取穴指南

单就该穴的定位而言，五版《针灸学》中的"耳根上缘向后入发际横量 1 寸"简单易行。其他定位方法涉及的穴位太多，弧形连线的主观性也很大，操作繁琐。

→主治归纳

（1）局部主治：头痛、耳鸣、耳聋、齿痛等头面病证。

（2）经脉主治：瘰气。

【操作】平刺 0.5 ~ 0.8 寸。

11. 头窍阴（Tóuqiàoyīn，GB11）

【国标定位】在头部，耳后乳突的后上方，从天冲至完骨的弧形连线（其弧度与耳郭弧度相应）的上 2/3 与下 1/3 的交点处（图 2 - 78）。

【其他定位】

（1）《杨甲三取穴经验》：乳突的后上方。

（2）新世纪《经络腧穴学》：在头部，当耳后乳突的后上方，天冲与完骨的中 1/3 与下 1/3 交点处。

【详解】

→取穴指南

《杨甲三取穴经验》中的"乳突的后上方"实际上就是一个很明显的位置，可以单独作为穴位的定位，且简单易行。

→主治归纳

（1）局部主治：头痛，眩晕。

（2）经脉主治：①耳聋，耳鸣；②颈项强痛。

【操作】平刺 0.5 ~ 0.8 寸。

12. 完骨（Wángǔ，GB12）

【国标定位】在头部，耳后乳突的后下方凹陷中（图 2 - 78）。

【详解】

→主治归纳

（1）局部主治：头痛，颈项强痛。

（2）经脉主治：喉痹、颊肿、齿痛、口歪等头项五官病证。

（3）其他主治：癫痫。

【操作】平刺 0.5 ~ 0.8 寸。

13. 本神（Běnshén，GB13）

【国标定位】在头部，前发际上 0.5 寸，头正中线旁开 3 寸（图 2 - 79）。

【详解】

→取穴指南

神庭与头维之间是 4.5 寸，本神距神庭 3 寸。故本神穴就在神庭与头维的弧形连线（其弧度与前发际弧度相应）的内 2/3 与外 1/3 的交点处。

→主治归纳

局部主治：癫痫、小儿惊风、中风、头痛、目眩等内、外风邪为患。

【操作】平刺 0.5 ~ 0.8 寸。

14. 阳白（Yángbái，GB14）

【国标定位】在头部，眉上 1 寸，瞳孔直上（图 2 - 79）。

【其他定位】

（1）新世纪《针灸学》：目正视，瞳孔直上，眉上 1 寸。

（2）新世纪《经络腧穴学》：在前额部，瞳孔直上，眉上 1 寸。

【详解】

→取穴指南

各种定位方法基本一样，新世纪《针灸学》强调"目正视"更为严谨。

→主治归纳

局部主治：①前头痛；②目痛、视物模糊、眼睑
眴动等目疾；③面瘫。

【操作】平刺0.5～0.8寸。

15. 头临泣（Tóulínqì，GB15）

【国标定位】在头部，前发际上0.5寸，瞳孔直上
（图2－79）。

【其他定位】

（1）《杨甲三取穴经验》：入发五分，在头中线与
头维之间。

（2）新世纪《经络腧穴学》：在头部，当瞳孔直
上入前发际0.5寸，神庭与头维连线的中点处。

【详解】

→取穴指南

一种是以瞳孔直上为准，一种是以神庭与头维连
线的中点为准，两种方法均可，或单独使用，或互为
参照。

→主治归纳

（1）局部主治：①头痛；②目痛、目眩、流泪、
目翳等目疾；③小儿惊痫。

（2）其他主治：鼻塞，鼻渊。

【操作】平刺0.5～0.8寸。

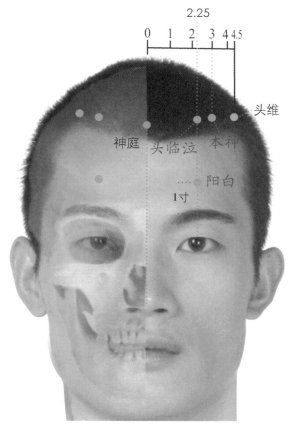

图2－79　本神—头临泣

16. 目窗（Mùchuāng，GB16）

【国标定位】在头部，前发际上1.5寸，瞳孔直上
（图2－80）。

【其他定位】

（1）新世纪《经络腧穴学》：在头部，当前发际
上1.5寸，头正中线旁开2.25寸。

（2）新世纪《针灸学》：头正中线旁开2.25寸，
头临泣穴后1寸。

【详解】

→取穴指南

头正中线至头维穴是4.5寸，头正中线旁开2.25
寸就是头正中线至头维穴的中点。而头正中线至头维
穴的中点与瞳孔直上基本一样。因此以"头正中线旁
开2.25寸"或"瞳孔直上"都可以。

→主治归纳

局部主治：①头痛；②目痛、目眩、远视、近视
等目疾；③小儿惊痫。

【操作】平刺0.5～0.8寸。

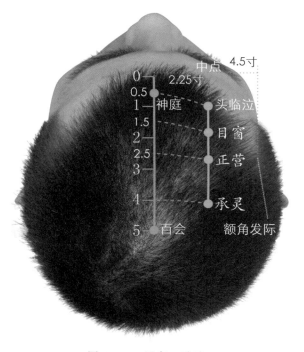

图2－80　目窗—承灵

17. 正营（Zhèngyíng，GB17）

【国标定位】在头部，前发际上2.5寸，瞳孔直上（图2-80）。

【其他定位】

（1）新世纪《经络腧穴学》：在头部，当前发际上2.5寸，头正中线旁开2.25寸。

（2）新世纪《针灸学》：头正中线旁开2.25寸，目窗穴后1寸。

【详解】

→取穴指南

横坐标参见头临泣。前发际上2.5寸可参照百会穴，前发际至百会穴是5寸，前发际至百会穴的中点就是2.5寸。

→主治归纳

局部主治：头痛、头晕、目眩等头目病证。

【操作】平刺0.5~0.8寸。

18. 承灵（Chénglíng，GB18）

【国标定位】在头部，前发际上4寸，瞳孔直上（图2-80）。

【其他定位】

（1）新世纪《经络腧穴学》：在头部，当前发际上4寸，头正中线旁开2.25寸。

（2）新世纪《针灸学》：头正中线旁开2.25寸，正营穴后1.5寸。

【详解】

→取穴指南

横坐标参见头临泣。前发际上4寸参照百会穴，前发际至百会穴是5寸，百会穴前1寸就是前发际上4寸。

→主治归纳

（1）局部主治：头痛，眩晕。

（2）其他主治：①目痛；②鼻渊、鼻衄、鼻窒、多涕等鼻疾。

【操作】平刺0.5~0.8寸。

19. 脑空（Nǎokōng，GB19）

【国标定位】在头部，横平枕外隆凸的上缘，风池直上（图2-81）。

【其他定位】

（1）新世纪《经络腧穴学》：在头部，当枕外隆凸的上缘外侧，头正中线旁开2.25寸，平脑户。

（2）新世纪《针灸学》：头正中线旁开2.25寸，当枕外隆凸的上缘外侧，与脑户相平处。

【详解】

→取穴指南

头正中线旁开2.25寸不好确定，因为不像在头前部的穴位有瞳孔直上或头正中线至头维穴的中点做参照，因此最好用风池直上作为参照，再加上平枕外隆凸的上缘即可。实际上脑空就是平枕外隆凸上缘，风池直上的凹陷中。

→主治归纳

（1）局部主治：头痛，颈项强痛。

（2）经脉主治：目眩、目赤肿痛、鼻痛、耳聋等五官病证。

（3）其他主治：①热病；②惊悸，癫痫。

【操作】平刺0.5~0.8寸。

20. 风池（Fēngchí，GB20）

【国标定位】在颈后区，枕骨之下，胸锁乳突肌上端与斜方肌上端之间的凹陷中（图2-81）。

【其他定位】

（1）新世纪《针灸学》：胸锁乳突肌上与斜方肌上端之间的凹陷中，平风府穴。

（2）新世纪《经络腧穴学》：在项部，当枕骨之下，与风府相平，胸锁乳突肌上与斜方肌上端之间的凹陷处。

【详解】

→取穴指南

定取该穴的最主要两个坐标是："枕骨之下"和"胸锁乳突肌上端与斜方肌上端之间的凹陷中"。《国标》的定位描述最清楚。

→主治归纳

（1）局部主治：颈项强痛。

（2）其他主治：①中风、癫痫、头痛、眩晕、耳聋、耳鸣等内风所致的病证；②感冒、鼻塞、鼻衄、目赤肿痛、口眼歪斜等外风所致的病证。

【操作】针尖微下，向鼻尖斜刺0.8～1.2寸，或平刺透风府穴。深部中间为延髓，必须严格掌握针刺的角度与方向。

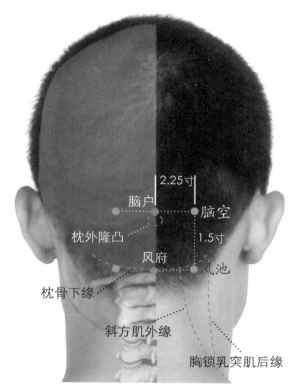

图2-81 脑空、风池

21. 肩井（Jiānjǐng，GB21）

【国标定位】在肩胛区，第7颈椎棘突与肩峰最外侧点连线的中点（图2-82）。

【其他定位】

（1）新世纪《经络腧穴学》：在肩上，前直乳中，当大椎与肩峰端连线的中点上。

（2）新世纪《针灸学》：肩上，大椎穴与肩峰连线的中点。

【详解】

→取穴指南

以前关于该穴的描述多数是"大椎与肩峰端连线的中点"，"大椎"是指的大椎穴，"肩峰端"应该是肩胛冈肩峰的外侧端，但"肩峰端"很容易被理解为锁骨肩峰端。《国标》明确指出了该穴在"第7颈椎棘突与肩峰最外侧点连线的中点"，用"第7颈椎棘突"代替了"大椎"，用"肩峰最外侧点"代替了"肩峰端"。在古代文献中"大椎"有时指的是大椎骨（即第7颈椎棘突），而不是大椎穴（即第

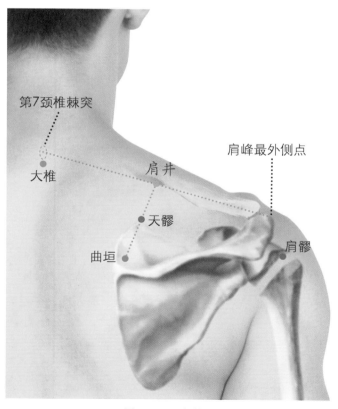

图2-82 肩井

7 颈椎棘突下缘），而用"肩峰最外侧点"避免了"肩峰端"一词可能引起的误解。《国标》对该穴定位的修改可能与此有关。

→主治归纳

（1）局部主治：颈项强痛，肩背疼痛。

（2）经脉主治：上肢不遂（与手少阳三焦经交接）。

（3）其他主治：①难产、乳痈、乳汁不下、乳癖等妇产科及乳房疾患；②瘰疬。

【操作】直刺 0.5 ~ 0.8 寸。内有肺尖，慎不可深刺；孕妇禁针。

22. 渊腋（Yuānyè，GB22）

【国标定位】在胸外侧区，第 4 肋间隙中，在腋中线上（图 2 - 83）。

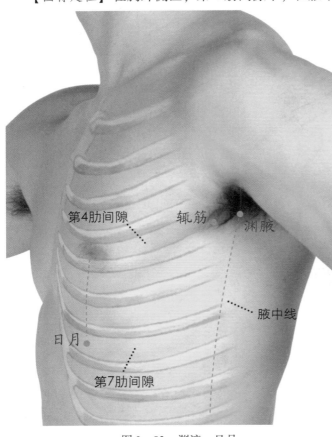

图 2 - 83　渊液—日月

第 4 肋间隙。

【其他定位】

（1）新世纪《经络腧穴学》：在侧胸部，举臂，当腋中线上，腋下 3 寸，第 4 肋间隙中。

（2）新世纪《针灸学》：举臂，腋中线上，第 4 肋间隙中。

【详解】

→取穴指南

以上各种定位基本一样。

→主治归纳

（1）局部主治：①胸满，胁痛；②腋下肿。

（2）经脉主治：上肢痹痛（与手少阳三焦经交接）。

【操作】斜刺或平刺 0.5 ~ 0.8 寸。不可深刺，以免伤及内脏。

23. 辄筋（Zhéjīn，GB23）

【国标定位】在胸外侧区，第 4 肋间隙中，腋中线前 1 寸（图2 - 83）。

【其他定位】

（1）新世纪《经络腧穴学》：在侧胸部，渊液前 1 寸，平乳头，第 4 肋间隙中。

（2）新世纪《针灸学》：渊液穴前 1 寸，第 4 肋间隙。

【详解】

→取穴指南

以上各种定位基本一样。从渊腋沿着肋间前 1 寸即是辄筋。

→主治归纳

（1）局部主治：①胸满，气喘；②胁痛，腋肿。

（2）经脉主治：肩背痛。

（3）其他主治：呕吐，吞酸。

【操作】斜刺或平刺 0.5 ~ 0.8 寸。不可深刺，以免伤及内脏。

24. 日月（Rìyuè，GB24） 胆之募穴

【国标定位】在胸部，第7肋间隙中，前正中线旁开4寸（图2-83）。

【其他定位】

（1）新世纪《针灸学》：乳头直下，第7肋间隙。

（2）新世纪《经络腧穴学》：在上腹部，当乳头直下，第7肋间隙。

【详解】

→取穴指南

"乳头直下"要比"前正中线旁开4寸"更直接明了。因为在这里，"前正中线旁开4寸"还是要以直对乳头为标准的。

男性乳头所在的肋间隙为第4肋间隙，取穴时可摸着乳头，直向下数3个肋间隙即是日月。

→主治归纳

（1）局部主治：胁肋疼痛。

（2）脏腑病证：①黄疸；②呕吐、吞酸、呃逆等肝胆犯胃病证。

【操作】斜刺或平刺0.5~0.8寸。不可深刺，以免伤及内脏。

25. 京门（Jīngmén，GB25） 肾之募穴

【国标定位】在上腹部，第12肋骨游离端的下际（图2-84）。

【其他定位】

（1）新世纪《经络腧穴学》：在侧胸部，章门后1.8寸，当第12肋骨游离端的下方。

（2）新世纪《针灸学》：侧腰部，第12肋游离端下际处。

【详解】

→取穴指南

以上各种定位基本一样。

取穴时，可令患者侧卧举臂，从腋后线的肋弓软骨缘下，向后触及第12肋骨游离端，其下即是京门穴。

→主治归纳

（1）局部主治：腰痛，胁痛。

（2）穴性主治：小便不利、水肿等水液代谢失调的病证（肾之募穴）。

（3）其他主治：腹胀、肠鸣、腹泻等胃肠病证。

【操作】直刺0.5~1寸。

26. 带脉（Dàimài，GB26）

【国标定位】在侧腹部，第11肋骨游离端垂线与脐水平线的交点上（图2-84）。

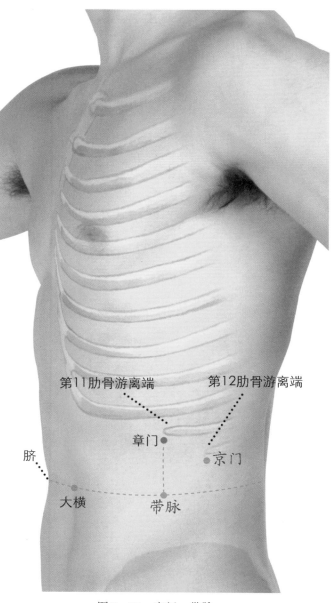

图2-84 京门、带脉

【其他定位】

(1) 新世纪《针灸学》：侧腹部，第 11 肋骨游离端直下平脐处。

(2) 新世纪《经络腧穴学》：在侧腹部，章门下 1.8 寸，当第 11 肋骨游离端下方垂线与脐水平线的交点上。

(3)《杨甲三取穴经验》：第 11 浮肋直下，与肚脐平齐的地方。

【详解】

→取穴指南

尽量收腹，显露肋弓软骨缘，沿此缘向后下可触及第 11 肋骨游离端。这里的"垂线"指垂直于地面的线。

→主治归纳

(1) 局部主治：腰痛，胁痛。

(2) 其他主治：①月经不调、闭经、赤白带下等妇科经带病证；②疝气。

【操作】直刺 1～1.5 寸。

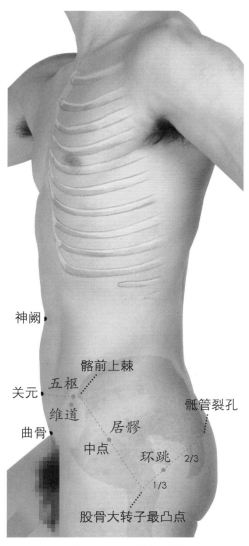

图 2 - 85　五枢—环跳

27. 五枢（Wǔshū，GB27）

【国标定位】在下腹部，横平脐下 3 寸，髂前上棘内侧（图 2 - 85）。

【其他定位】

(1) 新世纪《针灸学》：侧腹部，髂前上棘前 0.5 寸，约平脐下 3 寸处。

(2) 新世纪《经络腧穴学》：在侧腹部，当髂前上棘的前方，横平脐下 3 寸处。

(3)《杨甲三取穴经验》：髂前上棘前 5 分。

【详解】

→取穴指南

腧穴定位要以最近的标志为主，所以"髂前上棘前 0.5 寸"是最关键的，"横平脐下 3 寸"可作为参考。

→主治归纳

(1) 局部主治：少腹痛，腰胯痛。

(2) 其他主治：①月经不调、阴挺、赤白带下等妇科病证；②疝气。

【操作】直刺 1～1.5 寸。

28. 维道（Wéidào，GB28）

【国标定位】在下腹部，髂前上棘内下 0.5 寸（图 2 - 85）。

【其他定位】

(1) 新世纪《针灸学》：五枢穴前下方 0.5 寸处。

(2) 新世纪《经络腧穴学》：在侧腹部，当髂前上棘的前下方，五枢前下 0.5 寸处。

(3)《杨甲三取穴经验》：五枢穴斜下 5 分处。

【详解】

→取穴指南

以上各种定位基本一样。

《国标》的定位是"髂前上棘内下 0.5 寸"，即先摸到髂前上棘，内下 0.5 寸处即是该穴。但新世纪《针灸学》和《杨甲三取穴经验》中的定位所说的"五枢前下 0.5 寸处"是指：先摸到髂前上棘，前 0.5 寸是五枢，五枢再前下 0.5 寸处是维道。与《国标》的定位略有不同。

→主治归纳

（1）局部主治：少腹痛，腰胯痛。

（2）其他主治：①月经不调、阴挺、赤白带下等妇科病证；②疝气。

【操作】直刺或向前下方斜刺 1~1.5 寸。

29. 居髎（Jūliáo，GB29）

【国标定位】在臀区，髂前上棘与股骨大转子最凸点连线的中点处（图 2-85）。

【其他定位】

（1）新世纪《针灸学》：在髂部，髂前上棘与股骨大转子高点连线的中点处。

（2）新世纪《经络腧穴学》：在髂部，当髂前上棘与股骨大转子最凸点连线的中点处。

【详解】

→取穴指南

以上各种定位基本一样。

→主治归纳

（1）局部主治：疝气，少腹痛。

（2）经脉主治：腰腿痹痛，瘫痪。

【操作】直刺 1~1.5 寸。

30. 环跳（Huántiào，GB30）

【国标定位】在臀区，股骨大转子最凸点与骶管裂孔连线的外 1/3 与内 2/3 交点处（图 2-85）。

【其他定位】

（1）新世纪《针灸学》：侧卧屈股，当股骨大转子高点与骶管裂孔连线的外 1/3 与内 2/3 交点处。

（2）新世纪《经络腧穴学》：在股外侧部，侧卧屈股，当股骨大转子最凸点与骶管裂孔连线的外 1/3 与中 1/3 交点处。

【详解】

→取穴指南

以上各种定位基本一样。取穴时，侧卧，下面的腿伸直，上面的腿屈髋屈膝。于股骨大转子最高点与骶管裂孔连线的外、中 1/3 交点处取穴。

→主治归纳

（1）局部主治：腰胯疼痛。

（2）经脉主治：下肢痿痹、半身不遂等腰腿疾患。

（3）其他主治：风疹。

【操作】直刺 2~3 寸。

31. 风市（Fēngshì，GB31）

【国标定位】在股部，直立垂手，掌心贴于大腿时，中指尖所指凹陷中，髂胫束后缘（图 2-86）。

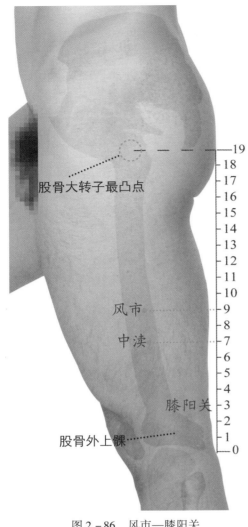

股骨大转子最凸点

风市

中渎

膝阳关

股骨外上髁

图 2 – 86　风市—膝阳关

【其他定位】

（1）新世纪《经络腧穴学》：在大腿外侧部的中线上，当腘横纹上 7 寸。或直立垂手时，中指尖处。

（2）《杨甲三取穴经验》：大腿外侧正中，腘横纹上 7 寸。

【详解】

→取穴指南

《国标》中关于该穴的定位只是说在"直立垂手……中指尖所指凹陷中"，没有说在腘横纹上几寸。但根据目前已有的测量结果，如果以腘横纹至股骨大转子最高点为 19 寸，垂手中指尖处至腘横纹的骨度寸平均约为 9 寸。《国标》关于风市定位的修改并没有说明在腘横纹上 9 寸，这是因为在古代的主要文献中，只有"直立垂手，中指尖处"这样的记载。

→主治归纳

（1）经脉主治：下肢痿痹、麻木及半身不遂等下肢疾患。

（2）其他主治：遍身瘙痒。

【操作】直刺 1～1.5 寸。

32. 中渎（Zhōngdú，GB32）

【国标定位】在股部，腘横纹上 7 寸，髂胫束后缘（图 2 – 86）。

【其他定位】

（1）新世纪《针灸学》：在大腿外侧正中，当风市下 2 寸，或腘横纹上 5 寸。

（2）新世纪《经络腧穴学》：在大腿外侧，当风市下 2 寸，或腘横纹上 5 寸，股外侧肌与股二头肌之间。

（3）《杨甲三取穴经验》：风市下 2 寸。

【详解】

→取穴指南

在古代文献中，中渎穴是在"膝上 5 寸"，并没有说在腘横纹上 5 寸。"膝"和"腘横纹"是不一样的，"膝上"中的"膝"一般是指髌底（髌骨上缘），而腘横纹大约和髌尖相平，髌尖至髌底为 2 寸，所以"膝上 5 寸"实际上是腘横纹上 7 寸。《国标》把它改正过来是一个很大的进步。现在按照《国标》，凡是再以"腘横纹上 5 寸"定中渎穴的都是错误的，但在"风市下 2 寸"还是没错的，因为风市已在腘横纹上 9 寸了。

→主治归纳

经脉主治：下肢痿痹、麻木及半身不遂等下肢疾患。

【操作】直刺 1～1.5 寸。

33. 膝阳关（Xīyángguān，GB33）

【国标定位】在膝部，股骨外上髁后上缘，股二头肌腱与髂胫束之间的凹陷中（图 2-86）。

【其他定位】

（1）新世纪《经络腧穴学》：在膝外侧，当阳陵泉上 3 寸，股骨外上髁上方的凹陷处。

（2）新世纪《针灸学》：阳陵泉上3寸，股骨外上髁上方的凹陷处。

（3）《杨甲三取穴经验》：股骨外上髁上方凹陷与股二头肌腱之间取之。

【详解】

→取穴指南

《国标》中的定位较好，因为在此处股二头肌腱与髂胫束都能清楚地摸到。新世纪《针灸学》和《经络腧穴学》中提到"阳陵泉上3寸"，对定位没有多大实际意义，要尽量以最近的固定标志为准。

→主治归纳

（1）局部主治：膝腘肿痛、挛急及膝关节疾患。

（2）经脉主治：小腿麻木等下肢疾患。

【操作】直刺1～1.5寸。

34. 阳陵泉（Yánglíngquán，GB34） 合穴；胆之下合穴；八会穴之筋会

【国标定位】在小腿外侧，腓骨头前下方凹陷中（图2-87）。

【其他定位】

（1）新世纪《针灸学》：在腓骨头前下方凹陷中。

（2）新世纪《经络腧穴学》：在小腿外侧，当腓骨头前下方凹陷中。

【详解】

→取穴指南

以上各种定位都一样。

在膝关节外侧下方，先摸到腓骨小头，过腓骨小头前缘做一条竖直切线，再过腓骨小头的下缘做一条水平切线，两条切线的交点即是该穴。

→主治归纳

（1）局部主治：膝肿痛，膝关节疾患。

（2）经脉主治：下肢痿痹及麻木等下肢疾患。

（3）脏腑主治：黄疸、胁痛、呕吐、口苦、吞酸等肝胆病证。

（4）其他主治：小儿惊风。

【操作】直刺1～1.5寸。

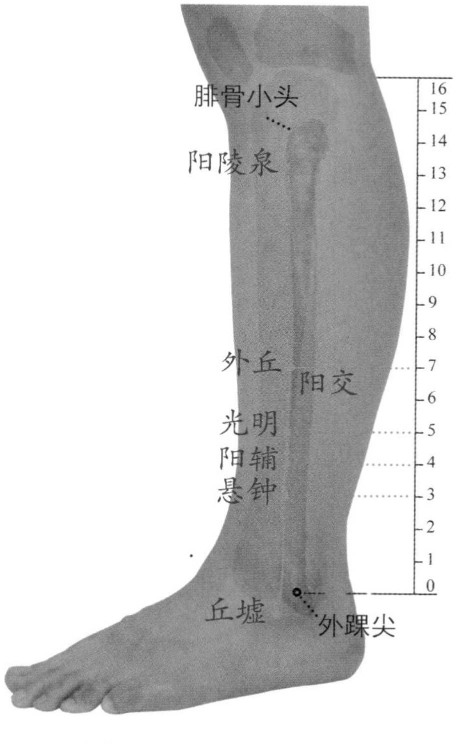

图2-87 阳陵泉—丘墟

35. 阳交（Yángjiāo，GB35） 阳维脉之郄穴

【国标定位】在小腿外侧，外踝尖上7寸，腓骨后缘（图2-87）。

【其他定位】

（1）新世纪《针灸学》：外踝高点上7寸，腓骨后缘。

（2）新世纪《经络腧穴学》：在小腿外侧，当外踝尖上7寸，腓骨后缘。

【详解】

→取穴指南

以上各种定位基本一样。膝中（平腘横纹）至外踝尖是16寸，外踝尖上7寸就是膝中（平腘横纹）至外踝尖的中点下1寸，并在腓骨后缘。

→主治归纳

(1) 经脉主治：①胸胁满痛；②下肢痿痹。

(2) 其他主治：①瘰疬；②惊狂、癫痫等神志病证。

【操作】直刺0.5~0.8寸。

36. 外丘（Wàiqiū，GB36）　郄穴

【国标定位】在小腿外侧，外踝尖上7寸，腓骨前缘（图2-87）。

【其他定位】

(1) 新世纪《针灸学》：外踝高点上7寸，腓骨前缘。

(2) 新世纪《经络腧穴学》：在小腿外侧，当外踝尖上7寸，腓骨前缘，平阳交。

【详解】

→取穴指南

以上各种定位基本一样。平阳交，并在腓骨前缘。

→主治归纳

(1) 经脉主治：①下肢痿痹；②胸胁胀满。

(2) 其他主治：癫狂。

【操作】直刺0.5~0.8寸。

37. 光明（Guāngmíng，GB37）　络穴

【国标定位】在小腿外侧，外踝尖上5寸，腓骨前缘（图2-87）。

【其他定位】

(1) 新世纪《针灸学》：外踝高点上5寸，腓骨前缘。

(2) 新世纪《经络腧穴学》：在小腿外侧，当外踝尖上5寸，腓骨前缘。

【详解】

→取穴指南

以上各种定位基本一样。

→主治归纳

经脉主治：①目痛、夜盲、近视、目花等目疾；②胸乳胀痛；③下肢痿痹。

【操作】直刺0.5~0.8寸。

38. 阳辅（Yángfǔ，GB38）　经穴

【国标定位】在小腿外侧，外踝尖上4寸，腓骨前缘（图2-87）。

【其他定位】

(1) 新世纪《针灸学》：外踝高点上4寸，腓骨前缘稍前处。

(2) 新世纪《经络腧穴学》：在小腿外侧，当外踝尖上4寸，腓骨前缘稍前方。

(3)《杨甲三取穴经验》：外踝尖上4寸，腓骨前缘。

【详解】

→取穴指南

关于此穴的定位有两种稍微不同的说法：一种是腓骨前缘；另一种是腓骨前缘稍前方。

膝中（平腘横纹）至外踝尖是16寸，1/4是4寸，所以外踝尖上4寸也就是膝中（平腘横纹）至外踝尖连线的下1/4处。

→主治归纳

(1) 经脉主治：①偏头痛、目外眦痛、咽喉肿痛、腋下肿痛、胸胁满痛等头面躯体痛证；②下肢

痿痹。

（2）其他主治：瘰疬。

【操作】 直刺 0.5～0.8 寸。

39. 悬钟（Xuánzhōng，GB39） 八会穴之髓会

【国标定位】在小腿外侧，外踝尖上 3 寸，腓骨前缘（图 2－87）。

【其他定位】

（1）新世纪《经络腧穴学》：在小腿外侧，当外踝尖上 3 寸，腓骨前缘。

（2）新世纪《针灸学》：外踝高点上 3 寸，腓骨前缘。

（3）五版《针灸学》：外踝高点上 3 寸，腓骨后缘。

（4）《杨甲三取穴经验》：外踝尖上 3 寸，腓骨后缘。

【详解】

→取穴指南

关于此穴定位的不同之处在于：腓骨前缘还是后缘。该穴也叫绝骨，其意是：从腓骨尖沿着腓骨向上摸，直到肌肉覆盖后，摸不着腓骨时即是该穴。如果这样理解，该穴应在腓骨上，而不是腓骨前或后。也许正因为此，而产生了不同的说法，有的说在腓骨前，有的说在腓骨后。取穴时，先找到外踝高点，用一夫法向上量出 3 寸，再摸到腓骨，在腓骨前，或腓骨后，或腓骨上。也许在腓骨上更符合本穴的原始定位。从经脉循行看，"直下抵绝骨之端，下出外踝之前"，在绝骨处原文并未指出绝骨穴是在腓骨前还是腓骨后，而是骨之末端，所以应该是在骨头上。从穴名来看，无论是悬钟——小儿悬挂脚铃处，还是绝骨——能摸着的骨头之末端，都是在小腿外侧之正中，即在腓骨上，针刺时向上斜刺。

→主治归纳

（1）局部主治：小腿腓骨下段及外踝前痛。

（2）经脉主治：①下肢痿痹，脚气，胸胁胀痛，颈项强痛，偏头痛；②咽喉肿痛（足少阳经别"上夹咽"）；③痔疾，便秘（足少阳经筋"结于尻"）。

（3）穴性主治：由于髓海不足引起的痴呆、头痛、头晕、中风等疾患（八会穴之髓会：具有补益脑髓之作用）。

【操作】 直刺 0.5～0.8 寸。

40. 丘墟（Qiūxū，GB40） 原穴

【国标定位】在踝区，外踝的前下方，趾长伸肌腱的外侧凹陷中（图 2－87）。

【其他定位】

（1）新世纪《经络腧穴学》：在足外踝的前下方，当趾长伸肌腱的外侧凹陷处。

（2）《杨甲三取穴经验》：外踝的前下缘凹陷处。

【详解】

→取穴指南

以上各种定位基本一样。取穴时，过外踝前缘做一条竖直切线，再过外踝下缘做一条水平切线，两条切线的交点即是该穴。

→主治归纳

（1）局部主治：①外踝肿痛；②足内翻，足下垂。

（2）经脉主治：①目赤肿痛、目翳等目疾；②颈项痛，腋下肿，胸胁痛。

【操作】 直刺 0.5～0.8 寸。

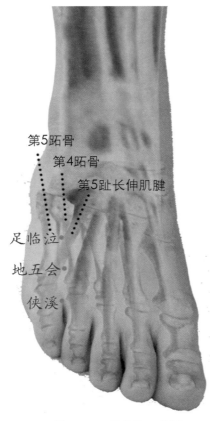

第5跖骨
第4跖骨
第5趾长伸肌腱
足临泣
地五会
侠溪

图 2 – 88　足临泣—侠溪

41. 足临泣（Zúlínqì，GB41）　　输穴；八脉交会穴（通带脉）

【国标定位】在足背，第 4、5 跖骨底结合部的前方，第 5 趾长伸肌腱外侧凹陷中（图 2 – 88）。

【其他定位】

（1）新世纪《针灸学》：第 4 跖趾关节的后方，足小趾伸肌腱的外侧。

（2）新世纪《经络腧穴学》：在足背外侧，当足四趾本节（第 4 跖趾关节）的后方，小趾伸肌腱的外侧凹陷处。

【详解】

→取穴指南

《国标》中用"第 4、5 跖骨底结合部的前方"比其他定位中用"第 4 跖趾关节的后方"描述要好，因为这个穴毕竟离"第 4、5 跖骨底结合部"更近。

取穴时，向上翘足小趾，摸到第 5 趾长伸肌腱，取在肌腱的外侧，并在第 4、5 跖骨之间即是该穴。

→主治归纳

（1）局部主治：足跗疼痛。

（2）经脉主治：①偏头痛、目赤肿痛、胁肋疼痛等痛证；②乳痈。

（3）其他主治：①瘰疬；②月经不调。

【操作】直刺 0.5～0.8 寸。

42. 地五会（Dìwǔhuì，GB42）

【国标定位】在足背，第 4、5 跖骨间，第 4 跖趾关节近端凹陷中（图2 – 88）。

【其他定位】

（1）新世纪《经络腧穴学》：在足背外侧，当足四趾本节（第 4 跖趾关节）的后方，第 4、5 跖骨之间，小趾伸肌腱的内侧缘。

（2）《杨甲三取穴经验》：第四、五跖趾关节后方，四、五跖骨之间。

【详解】

→取穴指南

各种定位基本一样。

→主治归纳

（1）局部主治：足跗肿痛。

（2）经脉主治：①头痛、目赤肿痛、胁痛等痛证；②耳聋，耳鸣；③乳痈。

【操作】直刺 0.5～0.8 寸。

43. 侠溪（Xiáxī，GB43）　　荥穴

【国标定位】在足背，第 4、5 趾间，趾蹼缘后方赤白肉际处（图2 – 88）。

【其他定位】

（1）新世纪《针灸学》：在足背，第 4、5 趾间，趾蹼缘后方赤白肉际处纹头上凹陷处。

（2）新世纪《经络腧穴学》：在足背外侧，第 4、5 趾间，趾蹼缘后方赤白肉际处。

【详解】

→取穴指南

以上各种定位基本一样。

→主治归纳

（1）局部主治：足跗肿痛。

（2）经脉主治：①头痛、眩晕、颊肿、耳聋、耳鸣、目赤肿痛等头目五官病证；②胁肋疼痛、膝股痛等痛症；③乳痈。

（3）其他主治：①惊悸；②热病。

【操作】直刺0.3~0.5寸。

44. 足窍阴（Zúqiàoyīn，GB44） 井穴

【国标定位】在足趾，第4趾末节外侧，趾甲根脚侧后方0.1寸（指寸）（图2-89）。

【其他定位】

（1）新世纪《针灸学》：第4趾外侧趾甲根角旁约0.1寸。

（2）新世纪《经络腧穴学》：在足第4趾末节外侧，距趾甲角0.1寸。

（3）《杨甲三取穴经验》：在四趾外侧爪甲角根部。

【详解】

→取穴指南

参见少商。

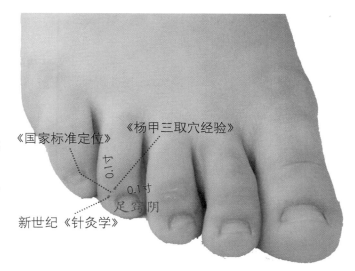

图2-89 足窍阴

→主治归纳

（1）局部主治：足跗肿痛。

（2）经脉主治：①头痛、耳聋、耳鸣、目赤肿痛、咽喉肿痛等头目五官实热病证；②胸胁痛。

【操作】浅刺0.1寸，或点刺出血。

十二、 足厥阴肝经穴

1. 大敦（Dàdūn，LR1） 井穴

【国标定位】在足大趾，大趾末节外侧，趾甲根角侧后方0.1寸（指寸）（图2-90）。

【其他定位】

（1）新世纪《针灸学》：足大趾外侧趾甲根角旁约0.1寸。

（2）新世纪《经络腧穴学》：在足大趾末节外侧，距趾甲角0.1寸。

（3）《杨甲三取穴经验》：在大趾爪甲根外1/4处。

（4）《针灸大成》：足大趾端，去爪甲如韭叶，及三毛中。

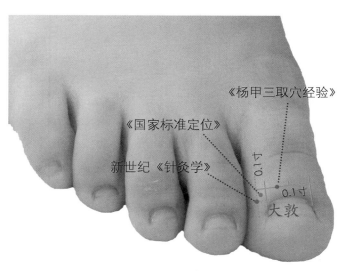

图2-90 大敦

【详解】

→取穴指南

各种取法都认为是在足大趾外侧趾甲根角处，但略有不同。《国标》中说是在"趾甲根角侧后方0.1寸"；新世纪《针灸学》中说是在"趾甲根角旁约0.1寸"；新世纪《经络腧穴学》中没有指明在外侧趾甲角的哪边，只是说"距趾甲角0.1寸"。请注意：《杨甲三取穴经验》中关于此穴的定位与其他井穴明显不同，不在"趾甲根角直后方"，而在"爪甲根外1/4处"。这与《针灸大成》中的"去爪甲如韭叶，及三毛中"基本一致，因此更正确。

→主治归纳

经脉主治：①疝气，少腹痛；②遗尿、癃闭、五淋、尿血等泌尿系病证；③月经不调、崩漏、阴缩、阴中痛、阴挺等月经病及前阴病证；④癫痫，善寐。

【操作】浅刺0.1~0.2寸，或点刺出血。

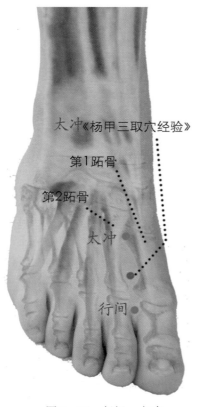

太冲《杨甲三取穴经验》

第1跖骨

第2跖骨

太冲

行间

图2-91 行间、太冲

2. 行间（Xíngjiān，LR2）　荥穴

【国标定位】在足背，第1、2趾间，趾蹼缘后方赤白肉际处（图2-91）。

【其他定位】

（1）新世纪《针灸学》：足背，当第1、2趾间的趾蹼缘上方纹头处。

（2）新世纪《经络腧穴学》：在足背侧，第1、2趾间，趾蹼缘的后方赤白肉际处。

【详解】

→取穴指南

以上各种定位基本一样。

→主治归纳

（1）经脉主治：①月经不调、痛经、闭经、崩漏、带下等妇科经带病证；②阴中痛，疝气；③遗尿、癃闭、五淋等泌尿系病证；④胸胁满痛。

（2）穴性主治：中风、癫痫、头痛、目眩、目赤肿痛、青盲、口歪等肝经风热病证。

【操作】直刺0.5~0.8寸。

3. 太冲（Tàichōng，LR3）　输穴；原穴

【国标定位】在足背，第1、2跖骨间，跖骨底结合部前方凹陷中，或触及动脉搏动（图2-91）。

【其他定位】

（1）新世纪《针灸学》：足背，第1、2跖骨结合部之前凹陷中。

（2）新世纪《经络腧穴学》：在足背侧，当第1跖骨间隙的后方凹陷处。

（3）《杨甲三取穴经验》：跖趾关节后，一、二跖骨之间。

【详解】

→取穴指南

《杨甲三取穴经验》中的定位与前面几种取法有所不同，其定位是在第1、2跖趾关节后，穴位偏靠前。从本穴名称的意思（脉气盛大，或能触及动脉搏动）来看，穴位应偏靠后，即"第1、2跖骨结合部之前凹陷中"，更符合其意。取穴时从第1、2跖骨间向后推移至最后部的凹陷中即是。

→主治归纳

（1）经脉主治：①下肢痿痹，足跗肿痛；②月经不调、痛经、经闭、崩漏、带下等妇科经带病证；③中风、癫狂痫、小儿惊风；④癃闭、遗尿；⑤头痛、眩晕、耳鸣、目赤肿痛、口歪、咽痛等肝经风热病证。

（2）脏腑病证：黄疸、胁痛、腹胀、呕逆等肝胃病证。

【操作】直刺 0.5～0.8 寸。

4. 中封（Zhōngfēng，LR4）　经穴

【国标定位】在踝区，内踝前，胫骨前肌肌腱的内侧缘凹陷中（图2－92）。

【其他定位】

（1）新世纪《针灸学》：内踝前 1 寸，胫骨前肌肌腱的内缘凹陷中。

（2）新世纪《经络腧穴学》：在足背侧，当足内踝前，商丘与解溪连线之间，胫骨前肌腱的内侧凹陷处。

（3）《杨甲三取穴经验》：平齐内踝尖，伸拇趾肌腱的内侧。

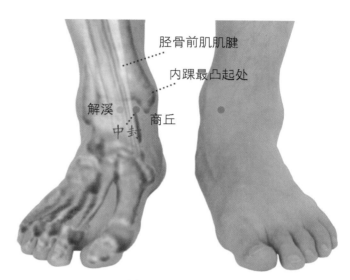

图 2－92　中封

【详解】

→取穴指南

各种取法的位置是一样的，但描述略有不同。《国标》中的"内踝前"、新世纪《针灸学》中的"内踝前 1 寸"最好说成平内踝尖。此穴是在胫骨前肌肌腱内缘，还是在伸拇趾肌腱的内缘？伸拇趾肌腱紧挨胫骨前肌肌腱，但在胫骨前肌肌腱的外侧，而此穴又不在两肌腱之间，故应说成胫骨前肌肌腱内缘为好。新世纪《经络腧穴学》中"商丘与解溪连线之间"的说法也欠妥。因为这三个穴位根本就不在一条直线上。解溪与中封在同一水平线上，而商丘穴在中封穴的后下方。

→主治归纳

（1）局部主治：内踝肿痛。

（2）经脉主治：①疝气；②遗精；③小便不利；④腰痛、少腹痛等痛证。

【操作】直刺 0.5～0.8 寸。

5. 蠡沟（Lígōu，LR5）　络穴

【国标定位】在小腿内侧，内踝尖上 5 寸，胫骨内侧面的中央（图2－93）。

【详解】

→取穴指南

《国标》规定：髌尖至内踝尖为 15 寸，故内踝尖上 5 寸就是髌尖与内踝尖连线的下 1/3 处，横平筑宾穴。

→主治归纳

经脉主治：①月经不调、赤白带下、阴挺、阴痒等妇科病证；②小便不利；③疝气，睾丸肿痛。

【操作】平刺 0.5～0.8 寸。

6. 中都（Zhōngdū，LR6）　郄穴

【国标定位】在小腿内侧，内踝尖上 7 寸，胫骨内侧面的中央（图2－93）。

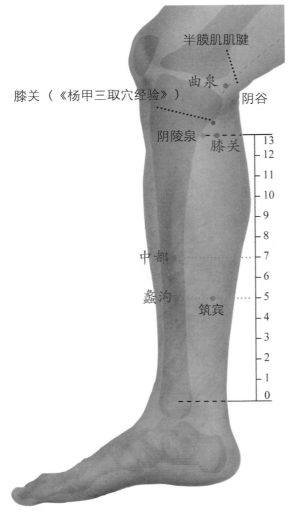

图 2 - 93   蠡沟—曲泉

【详解】

→取穴指南

内踝尖至胫骨内侧髁下缘为 13 寸，内踝尖上 7 寸就是内踝尖至胫骨内侧髁下缘的中点上 0.5 寸，且在胫骨内侧面的中央。

→主治归纳

（1）经脉主治：①疝气，小腹痛；②恶露不尽。

（2）穴性主治：崩漏（阴经郄穴善治出血性疾病）。

（3）其他主治：泄泻。

【操作】平刺 0.5 ~ 0.8 寸。

7. 膝关（Xīguān，LR7）

【国标定位】在膝部，胫骨内侧髁的下方，阴陵泉后 1 寸（图 2 - 93）。

【其他定位】

（1）新世纪《针灸学》：胫骨内上髁的后下方，阴陵泉后 1 寸。

（2）新世纪《经络腧穴学》：在小腿内侧，当胫骨内上髁的后下方，阴陵泉后 1 寸，腓肠肌内侧头的上部。

（3）《杨甲三取穴经验》：胫骨内侧髁起点斜后 1 寸，骨边。

【详解】

→取穴指南

《杨甲三取穴经验》中的"胫骨内侧髁起点"实际上就是阴陵泉穴，再后上 1 寸，并在胫骨内侧髁后下缘，就是该穴。其他几种定位是阴陵泉水平后 1 寸，这与《杨甲三取穴经验》中的定位有所不同。应该说《杨甲三取穴经验》中的定位更符合穴义及穴位的特征。

取穴时，先取阴陵泉，用拇指沿胫骨内缘由下往上推，至拇指抵胫骨内侧髁下时，胫骨向内上弯曲的凹陷中即是阴陵泉；阴陵泉穴后上 1 寸，并在胫骨内侧髁后下缘即是膝关穴。

→主治归纳

（1）局部主治：膝髌肿痛。

（2）经脉主治：下肢痿痹。

【操作】直刺 1 ~ 1.5 寸。

8. 曲泉（Qūquán，LR8）   合穴

【国标定位】在膝部，腘横纹内侧端，半腱肌腱内侧缘凹陷中（图 2 - 93）。

【其他定位】

（1）新世纪《针灸学》：屈膝，当膝关节内侧面横纹头上方，半腱肌、半膜肌止端前缘凹陷处。

（2）新世纪《经络腧穴学》：在膝内侧，屈膝。当膝关节内侧面横纹内侧端，股骨内侧髁的后缘，半腱肌、半膜肌止端的前缘凹陷处。

（3）《杨甲三取穴经验》：股骨内上髁上缘与半膜肌之间的凹陷。

【详解】

→取穴指南

半腱肌和半膜肌紧密相连，半膜肌在半腱肌的内侧，所以该穴应在半膜肌的"内侧缘"或"前缘"。但《国标》却说在"半腱肌腱内侧缘凹陷中"，难以理解，或描述有误。

→主治归纳

（1）局部主治：膝髌肿痛。

（2）经脉主治：①下肢痿痹；②遗精，阳痿，疝气；③小便不利；④月经不调、痛经、带下、阴挺、阴痒、产后腹痛等妇科病证。

【操作】直刺 1~1.5 寸。

9. 阴包 （Yīnbāo，LR9）

【国标定位】在股前区，髌底上 4 寸，股薄肌与缝匠肌之间（图 2-94）。

【其他定位】

（1）新世纪《针灸学》：股骨内上髁上 4 寸，缝匠肌后缘。

（2）新世纪《经络腧穴学》：在大腿内侧，当股骨内上髁上 4 寸，股内肌与缝匠肌之间。

【详解】

→取穴指南

以上各种定位的位置基本一样。但新世纪《经络腧穴学》中"股内肌与缝匠肌之间"的位置比其他定位靠前。而此穴应该在缝匠肌的后缘。

→主治归纳

经脉主治：①月经不调；②小便不利，遗尿；③腰骶痛引少腹。

【操作】直刺 0.8~1.5 寸。

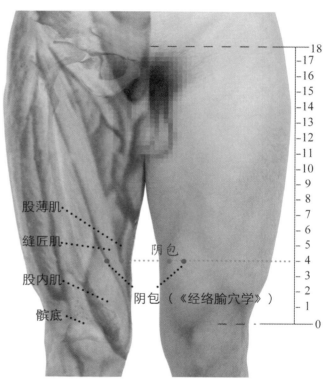

图 2-94 阴包

10. 足五里 （Zúwǔlǐ，LR10）

【国标定位】在股前区，气冲直下 3 寸，动脉搏动处（图 2-95）。

【其他定位】

（1）新世纪《针灸学》：气冲直下 3 寸，大腿根部，耻骨结节下方。

（2）新世纪《经络腧穴学》：在大腿内侧，当气冲直下 3 寸，大腿根部，耻骨结节的下方，长收肌的外缘。

【详解】

→取穴指南

以上各种定位基本一样。

→主治归纳

（1）局部主治：少腹痛，小便不通，阴挺，睾丸肿痛。

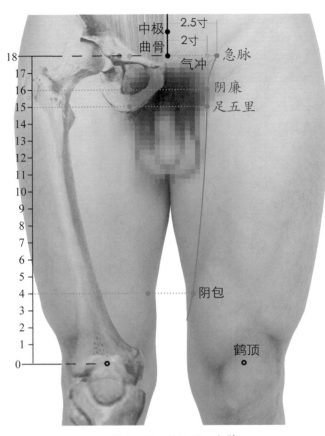

图 2 - 95　足五里—急脉

（2）其他主治：瘰疬。

【操作】直刺 0.8 ~ 1.5 寸。

11. 阴廉（Yīnlián，LR11）

【国标定位】在股前区，气冲直下 2 寸（图2 - 95）。

【其他定位】

（1）新世纪《针灸学》：气冲直下 2 寸，大腿根部，耻骨结节下方。

（2）新世纪《经络腧穴学》：在大腿内侧，当气冲直下 2 寸，大腿根部，耻骨结节的下方，长收肌的外缘。

【详解】

→取穴指南

以上各种定位基本一样。

→主治归纳

经脉主治：①月经不调，带下；②少腹痛。

【操作】直刺 0.8 ~ 1.5 寸。

12. 急脉（Jímài，LR12）

【国标定位】在腹股沟区，横平耻骨联合上缘，前正中线旁开 2.5 寸（图 2 - 95）。

【其他定位】

（1）新世纪《针灸学》：耻骨联合下缘中点旁开 2.5 寸，当气冲穴外下方腹股沟处。

（2）新世纪《经络腧穴学》：在耻骨结节的外侧，当气冲外下方腹股沟动脉搏动处，前正中线旁开 2.5 寸。

（3）《杨甲三取穴经验》：耻骨联合下缘中点旁开 2.5 寸，腹股沟处。

【详解】

→取穴指南

此穴的定位发生了很大的变化，以前是在"耻骨联合下缘中点旁开 2.5 寸"，现在《国标》的定位是：耻骨联合上缘中点旁开 2.5 寸。

→主治归纳

（1）局部主治：阴挺。

（2）经脉主治：少腹痛，疝气。

【操作】避开动脉，直刺 0.5 ~ 1 寸。

13. 章门（Zhāngmén，LR13）　脾之募穴；八会穴之脏会

【国标定位】在侧腹部，在第 11 肋游离端的下际（图 2 - 96）。

【详解】

→取穴指南

取穴时，可侧卧举臂，从腋前线的肋弓软骨缘下向前触摸第 11 肋骨游离端，在其下缘取穴。

→主治归纳

（1）脏腑主治：胁痛、黄疸、痞块（肝脾大）等肝脾病证。

（2）穴性主治：腹痛、腹胀、肠鸣、腹泻、呕吐等胃肠病证（脾之募穴）。

【操作】直刺 0.8~1 寸。

14. 期门（Qīmén，LR14） 肝之募穴

【国标定位】在胸部，第 6 肋间隙，前正中线旁开 4 寸（图 2 - 96）。

【其他定位】

（1）新世纪《针灸学》：乳头直下，第 6 肋间隙，前正中线旁开 4 寸。

（2）新世纪《经络腧穴学》：在胸部，当乳头直下，第 6 肋间隙，前正中线旁开 4 寸。

【详解】

→取穴指南

男性乳头所在的肋间隙为第 4 肋间隙，取穴时可摸着乳头，直向下数 2 个肋间隙即是期门。

→主治归纳

（1）局部主治：乳痈。

（2）脏腑病证：胸胁胀痛、呕吐、吞酸、呃逆、腹胀、腹泻等肝胃病证。

（3）其他主治：奔豚气。

【操作】斜刺或平刺 0.5~0.8 寸，不可深刺，以免伤及内脏。

十三、 督脉穴

1. 长强（Chángqiáng，GV1） 络穴

【国标定位】在会阴区，尾骨下方，尾骨端与肛门连线的中点处（图 2 -97）。

【详解】

→主治归纳

（1）局部主治：腹泻、痢疾、便血、便秘、痔疮、脱肛等肠腑病证。

（2）经脉主治：①癫狂痫；②腰脊和尾骶部疼痛。

【操作】紧靠尾骨前面斜刺 0.8~1 寸；不宜直刺，以免伤及直肠。

2. 腰俞（Yāoshū，GV2）

【国标定位】在骶区，正对骶管裂孔，后正中线上（图 2 - 97）。

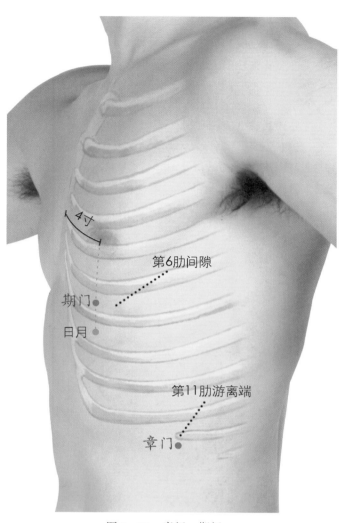

图 2 - 96 章门—期门

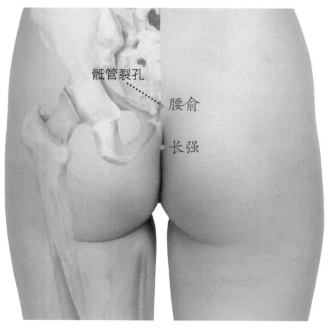

图 2 - 97 长强、腰俞

【详解】

→主治归纳

（1）局部主治：①腹泻、痢疾、便血、便秘、痔疮、脱肛等肠腑病证；②月经不调、经闭等月经病。

（2）经脉主治：①腰脊强痛；②痫证。

（3）其他主治：下肢痿痹。

【操作】向上斜刺 0.5 ~ 1 寸。

3. 腰阳关（Yāoyángguān，GV3）

【国标定位】在脊柱区，第 4 腰椎棘突下凹陷中，后正中线上（图 2 - 98）。

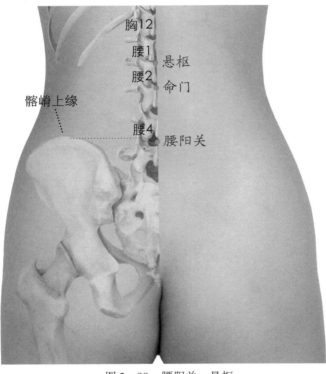

图 2 - 98　腰阳关—悬枢

【详解】

→取穴指南

第 4 腰椎棘突平两髂嵴上缘连线。取穴时，俯卧位，两髂嵴上缘连线与后正中线相交处的棘突为第 4 腰椎棘突，其下缘即为该穴。

→主治归纳

（1）局部主治：①腰骶疼痛；②月经不调、赤白带下等妇科病证；③遗精、阳痿等男科病证。

（2）其他主治：下肢痿痹。

【操作】向上斜刺 0.5 ~ 1 寸。多用灸法。

4. 命门（Mìngmén，GV4）

【国标定位】在脊柱区，第 2 腰椎棘突下凹陷中，后正中线上（图 2 - 98）。

【详解】

→取穴指南

第 4 腰椎棘突平两髂嵴上缘连线。取穴时，先找到第 4 腰椎棘突，往上数到第 2 腰椎棘突，其下缘即是该穴。

→主治归纳

（1）局部主治：①腰脊强痛；②月经不调、赤白带下、痛经、经闭、不孕等妇科病证；③遗精、阳痿、精冷不育、小便频数等男性肾阳不足性病证；④小腹冷痛，腹泻。

（2）其他主治：下肢痿痹。

【操作】向上斜刺 0.5 ~ 1 寸；多用灸法。

5. 悬枢（Xuánshū，GV5）

【国标定位】在脊柱区，第 1 腰椎棘突下凹陷中，后正中线上（图 2 - 98）。

【详解】

→取穴指南

第 4 腰椎棘突平两髂嵴上缘连线。取穴时，先找到第 4 腰椎棘突，往上数到第 1 腰椎棘突，其下缘即是该穴。

→主治归纳

局部主治：①腰脊强痛；②腹胀、腹痛、完谷不化、腹泻、痢疾等胃肠疾患。

【操作】向上斜刺 0.5 ~ 1 寸。

6. 脊中（Jǐzhōng，GV6）

【国标定位】在脊柱区，第 11 胸椎棘突下凹陷中，后正中线上（图 2 - 99）。

【详解】

→取穴指南

取穴时可以根据肩胛骨下角平对第 7 胸椎棘突，找到第 7 胸椎棘突，再向下数到第 11 胸椎棘突，其下缘就是该穴。

→主治归纳

（1）局部主治：腰脊强痛。

（2）经脉主治：①腹泻、痢疾、痔疮、脱肛、便血等肠腑病证；②癫痫。

（3）其他主治：①小儿疳积；②黄疸。

【操作】向上斜刺 0.5 ~ 1 寸。

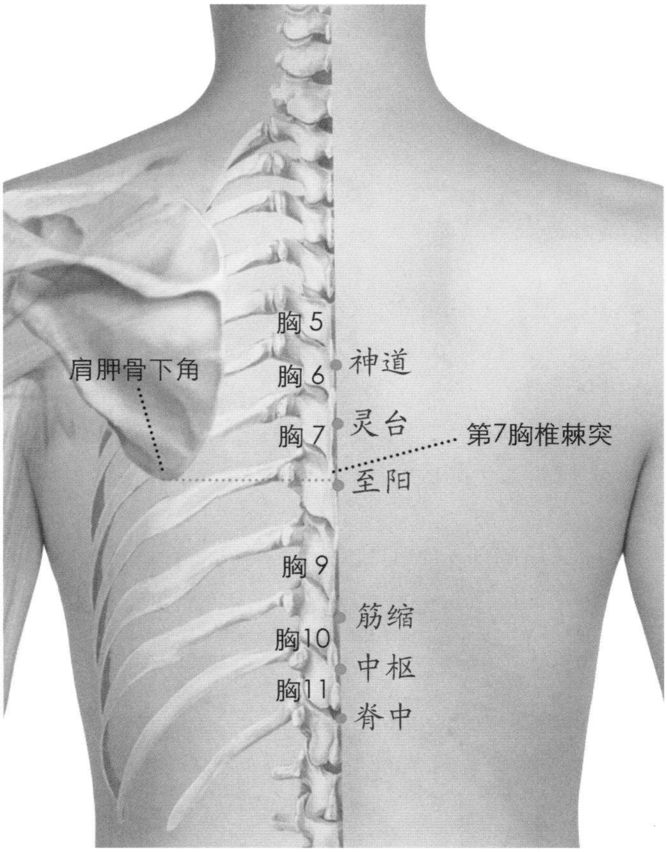

7. 中枢（Zhōngshū，GV7）

【国标定位】在脊柱区，第 10 胸椎棘突下凹陷中，后正中线上（图 2 - 99）。

【详解】

→取穴指南

先找到第 7 胸椎棘突（平对肩胛骨下角），然后再找到第 10 胸椎棘突来确定此穴。

→主治归纳

（1）局部主治：①腰背疼痛；②呕吐、腹满、胃痛、食欲不振等脾胃病证。

（2）其他主治：黄疸。

【操作】向上斜刺 0.5 ~ 1 寸。

图 2 - 99 脊中—神道

8. 筋缩（Jīnsuō，GV8）

【国标定位】在脊柱区，第 9 胸椎棘突下凹陷中，后正中线上（图 2 - 99）。

【详解】

→取穴指南

取法与中枢穴相似，先找肩胛骨下角（平对第 7 胸椎），再确定第 9 胸椎棘突的位置，此穴就在第 9 胸椎棘突下。

→主治归纳

（1）局部主治：胃痛。

（2）经脉主治：癫狂痫。

（3）其他主治：①抽搐、脊强、四肢不收、筋挛拘急等筋病；②黄疸。

【操作】向上斜刺 0.5 ~ 1 寸。

9. 至阳（Zhìyáng，GV9）

【国标定位】在脊柱区，第7胸椎棘突下凹陷中，后正中线上（图2－99）。

【详解】

→取穴指南

先找到肩胛骨下角，与此相平的棘突即是第7胸椎棘突。它的下缘就是该穴。

→主治归纳

局部主治：①腰背疼痛，脊强；②黄疸、胸胁胀满等肝胆病证；③咳嗽，气喘。

【操作】向上斜刺0.5~1寸。

10. 灵台（Língtái，GV10）

【国标定位】在脊柱区，第6胸椎棘突下凹陷中，后正中线上（图2－99）。

【详解】

→取穴指南

先找到第7胸椎棘突（与肩胛骨下角相平），向上数到第6胸椎棘突。它的下缘就是该穴。

→主治归纳

（1）局部主治：①咳嗽，气喘；②脊痛，项强。

（2）其他主治：疔疮。

【操作】向上斜刺0.5~1寸。

11. 神道（Shéndào，GV11）

【国标定位】在脊柱区，第5胸椎棘突下凹陷中，后正中线上（图2－99）。

【详解】

→取穴指南

先找到第7胸椎棘突（与肩胛骨下角相平），向上数到第5胸椎棘突。它的下缘就是该穴。

→主治归纳

（1）局部主治：①心痛、心悸、怔忡等心疾；②咳嗽，气喘；③腰脊强，肩背痛。

（2）经脉主治：失眠、健忘、中风不语、痫证等精神、神志病。

【操作】向上斜刺0.5~1寸。

12. 身柱（Shēnzhù，GV12）

【国标定位】在脊柱区，第3胸椎棘突下凹陷中，后正中线上（图2－100）。

【详解】

→取穴指南

先找到第7颈椎棘突（低头，颈部最高的棘突），它下面的一个棘突即是第1胸椎棘突，向下数到第3胸椎棘突，其下缘即是该穴。

→主治归纳

（1）局部主治：腰脊强痛。

（2）经脉主治：惊厥、癫狂痫等神志病证。

（3）其他主治：①身热、头痛、咳嗽、气喘等外感病证；②疔疮发背。

【操作】向上斜刺0.5~1寸。

13. 陶道（Táodào，GV13）

【国标定位】在脊柱区，第1胸椎棘突下凹陷中，后正中线上（图2-100）。

【详解】

→取穴指南

先找到第7颈椎棘突，往下一个棘突即是第1胸椎棘突，其下缘即是该穴。

→主治归纳

（1）经脉主治：①癫狂；②脊强。

（2）其他主治：①热病、疟疾、恶寒发热、咳嗽、气喘等外感病证；②骨蒸潮热。

【操作】向上斜刺0.5~1寸。

14. 大椎（Dàzhuī，GV14）

【国标定位】在脊柱区，第7颈椎棘突下凹陷中，后正中线上（图2-100）。

【详解】

→取穴指南

第7颈椎棘突（低头，颈部最高的棘突）下缘即是该穴。

→主治归纳

（1）局部主治：项强，脊痛。

（2）经脉主治：癫狂痫证、小儿惊风等神志病证。

（3）其他主治：①热病、疟疾、恶寒发热、咳嗽、气喘等外感病证；②骨蒸潮热；③风疹，痤疮。

【操作】向上斜刺0.5~1寸。

15. 哑门（Yǎmén，GV15）

【国标定位】在颈后区，第2颈椎棘突上际凹陷中，后正中线上（图2-101）。

【其他定位】

（1）新世纪《针灸学》：第1颈椎下，后发际正中直上0.5寸。

（2）新世纪《经络腧穴学》：在项部，当后发际正中直上0.5寸，第1颈椎下。

（3）《杨甲三取穴经验》：后发际中点，入发5分。

【详解】

→取穴指南

由于个体差异，每个人的发迹都稍有差别，以发际线作为参考取穴有失准确。《国标》中"第2颈椎

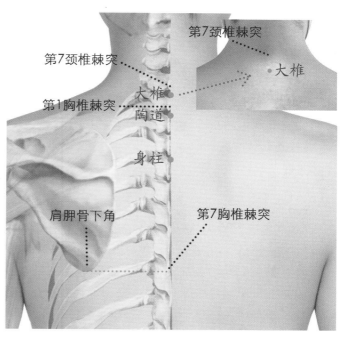

图2-100 身柱—大椎

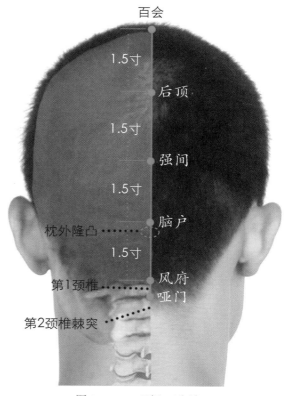

图2-101 哑门—后顶

棘突上际凹陷中"的描述比较准确，第 1 颈椎为寰椎，没有棘突，因此枕骨下摸到的第一个棘突就是第 2 颈椎棘突。

→主治归纳

（1）局部主治：头痛，颈项强痛。

（2）经脉主治：癫狂痫、癔症等神志病证。

（3）其他主治：暴喑，舌缓不语。

【操作】正坐位，头微前倾，项部放松，向下颌方向缓慢刺入 0.5～1 寸；不可向上深刺，以免刺入枕骨大孔，伤及延髓。

16. 风府（Fēngfǔ，GV16）

【国标定位】在颈后区，枕外隆凸直下，两侧斜方肌之间凹陷中（图 2 - 101）。

【其他定位】

（1）新世纪《针灸学》：正坐，头微前倾，后正中线上，入后发际 1 寸。

（2）新世纪《经络腧穴学》：在项部，当后发际正中直上 1 寸，枕外隆凸直下，两侧斜方肌之间凹陷中。

（3）《杨甲三取穴经验》：后发际中点，入发 1 寸。

【详解】

→取穴指南

由于个体差异，以发际线作为参考取穴有失准确。风府穴在枕骨和第 1 颈椎之间，第 1 颈椎为寰椎，没有棘突。取穴时，正坐，头稍仰，使项部斜方肌松弛，从项后发际正中上推至枕骨，枕骨下缘凹陷即是本穴。

→主治归纳

（1）局部主治：①头痛，眩晕，颈项强痛；②中风、癫狂痫、癔症等内风为患的神志病证。

（2）其他主治：咽喉肿痛、失音、目痛、鼻衄等。

【操作】坐位，头微前倾，项部放松，向下颌方向缓慢刺入 0.5～1 寸；不可向上深刺，以免刺入枕骨大孔，伤及延髓。

17. 脑户（Nǎohù，GV17）

【国标定位】在头部，枕外隆凸的上缘凹陷中（图 2 - 101）。

【其他定位】

（1）新世纪《针灸学》：风府穴直上 1.5 寸，当枕骨粗隆上缘凹陷处。

（2）新世纪《经络腧穴学》：在头部，后发际正中直上 2.5 寸，风府直上 1.5 寸，枕外隆凸的上缘凹陷处。

【详解】

→取穴指南

以上各种定位基本一样。主要以"枕外隆凸的上缘凹陷"为准，至于"后发际正中直上 2.5 寸"、"风府直上 1.5 寸"仅作参考。

→主治归纳

（1）局部主治：①头晕，项强；②癫痫。

（2）其他主治：失音。

【操作】平刺 0.5～0.8 寸。

18. 强间（Qiángjiān，GV18）

【国标定位】在头部，后发际正中直上4寸（图2-101）。

【其他定位】

（1）新世纪《针灸学》：脑户穴上1.5寸，或当风府穴与百会穴的连线中点。

（2）新世纪《经络腧穴学》：在头部，当后发际正中直上4寸（脑户上1.5寸）。

（3）《杨甲三取穴经验》：脑户穴上1寸半。

【详解】

→取穴指南

脑户是枕外隆凸上缘的凹陷，是非常明确易找的标志，再上1.5寸也不难。故"脑户穴上1.5寸"是最好的定位和描述。

→主治归纳

局部主治：①头痛，目眩，项强；②癫狂。

【操作】平刺0.5~0.8寸。

19. 后顶（Hòudǐng，GV19）

【国标定位】在头部，后发际正中直上5.5寸（图2-101）。

【其他定位】

（1）新世纪《针灸学》：强间穴直上1.5寸，或百会穴直后1.5寸。

（2）新世纪《经络腧穴学》：在头部，当后发际正中直上5.5寸（脑户上3寸）。

（3）《杨甲三取穴经验》：百会后1寸半。

【详解】

→取穴指南

百会穴是头部易找的一个穴位，也是一个标志。故用"百会穴直后1.5寸"来定取后顶穴最方便。

→主治归纳

局部主治：①头痛，眩晕；②癫狂痫。

【操作】平刺0.5~0.8寸。

20. 百会（Bǎihuì，GV20）

【国标定位】在头部，前发际正中直上5寸（图2-102）。

【其他定位】

（1）新世纪《针灸学》：后发际正中直上7寸，或头部正中线与两耳尖连线的交点处。

（2）新世纪《经络腧穴学》：在头部，当前发际正中直上5寸，或两耳尖连线的中点处。

（3）《杨甲三取穴经验》：折耳，两耳尖连线与头正中线相交处。

【详解】

→取穴指南

两耳尖直上，头正中线上的凹陷处。前、后发际正中线的中点是前发际正中直上6寸，再往前1寸即是百会。

→主治归纳

（1）局部主治：①痴呆、中风、失语、瘈疭、失眠、健忘、癫狂痫证、癔症等神志病证；②头风、头痛、眩晕、耳鸣等头面病证。

（2）其他主治：脱肛、阴挺、胃下垂、肾下垂等气失固摄而致的下陷性病证。

【操作】平刺0.5~0.8寸；升阳举陷可用灸法。

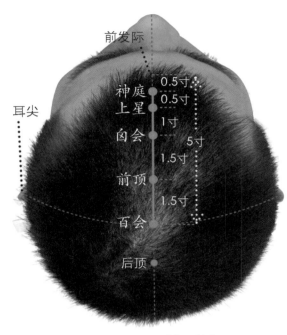

前发际

耳尖

神庭　0.5寸
上星　0.5寸
　　　1寸
囟会
　　　　5寸
　　　1.5寸
前顶
　　　1.5寸
百会

后顶

图2-102　百会—神庭

21. 前顶（Qiándǐng，GV21）

【国标定位】在头部，前发际正中直上 3.5 寸（图2-102）。

【其他定位】

（1）《杨甲三取穴经验》：百会前 1.5 寸。

（2）新世纪《针灸学》：百会前 1.5 寸，或前发际正中直上 3.5 寸处。

（3）新世纪《经络腧穴学》：在头部，当前发际正中直上 3.5 寸（百会前 1.5 寸）。

【详解】

→取穴指南

用"百会前 1.5 寸"来定取前顶穴最容易、方便。

→主治归纳

（1）局部主治：①头痛，眩晕；②癫狂痫。

（2）经脉主治：鼻渊。

【操作】平刺 0.5～0.8 寸。

22. 囟会（Xìnhuì，GV22）

【国标定位】在头部，前发际正中直上 2 寸（图2-102）。

【其他定位】

（1）新世纪《针灸学》：前顶穴前 1.5 寸，或前发际正中直上 2 寸。

（2）新世纪《经络腧穴学》：在头部，当前发际正中直上 2 寸（百会前 3 寸）。

【详解】

→取穴指南

若前发际不明或变异者，眉心至前发际是 3 寸，前发际至百会是 5 寸，在眉心至百会穴的连线中点上 1 寸就是囟会穴。

→主治归纳

（1）局部主治：①头痛，眩晕；②癫狂痫。

（2）经脉主治：鼻渊。

【操作】平刺 0.5～0.8 寸。小儿前囟未闭者禁针。

23. 上星（Shàngxīng，GV23）

【国标定位】在头部，前发际正中直上 1 寸（图2-102）。

【其他定位】

（1）新世纪《针灸学》：囟会穴前 1 寸或前发际正中直上 1 寸。

（2）新世纪《经络腧穴学》：在头部，当发际正中直上 1 寸。

【详解】

→取穴指南

眉心至前发际是 3 寸，前发际至百会是 5 寸，若前发际不明或变异者，在眉心至百会穴的连线中点即是上星穴。

→主治归纳

（1）局部主治：①头痛，目痛；②癫狂。

（2）经脉主治：鼻渊，鼻衄。

（3）其他主治：热病，疟疾。

【操作】平刺 0.5~0.8 寸。

24. 神庭（Shéntíng，GV24）

【国标定位】在头部，前发际正中直上 0.5 寸（图 2-102）。

【详解】

→取穴指南

眉心至前发际是 3 寸，前发际至百会是 5 寸，眉心至百会穴的连线中点约当前发际上 1 寸。若前发际不明或变异者，在眉心至百会穴的连线中点下 0.5 寸即是神庭穴。

→主治归纳

（1）局部主治：①癫狂痫、失眠、惊悸等神志病证；②头痛，目眩，目赤，目翳。

（2）经脉主治：鼻渊，鼻衄。

【操作】平刺 0.5~0.8 寸。

25. 素髎（Sùliáo，GV25）

【国标定位】在面部，鼻尖的正中央（图 2-103）。

【详解】

→主治归纳

（1）局部主治：鼻渊、鼻衄等鼻病。

（2）经脉主治：昏迷、惊厥、新生儿窒息、休克、呼吸衰竭等急危重证。

【操作】向上斜刺 0.3~0.5 寸；或点刺出血。

26. 水沟（Shuǐgōu，GV26）

【国标定位】在面部，人中沟的上 1/3 与中 1/3 交点处（图 2-103）。

【其他定位】

（1）新世纪《经络腧穴学》：在面部，当人中沟的上 1/3 与中 1/3 交点处。

（2）《杨甲三取穴经验》：鼻唇沟的上 1/3 处。

【详解】

→取穴指南

该穴在人中沟的上 1/3 处。《杨甲三取穴经验》中的"鼻唇沟"应改为人中沟，因为鼻唇沟是两侧鼻翼至两侧口角的沟。

→主治归纳

（1）局部主治：鼻塞、鼻衄、面肿、口歪、齿痛、牙关紧闭等面鼻口部病证。

（2）经脉主治：①闪挫腰痛；②昏迷、晕厥、中风、中暑、休克、呼吸衰竭等急危重症，为急救要穴之一；③癔症、癫狂痫证、急慢惊风等神志病证。

【操作】向上斜刺 0.3~0.5 寸，强刺激；或指甲掐按。

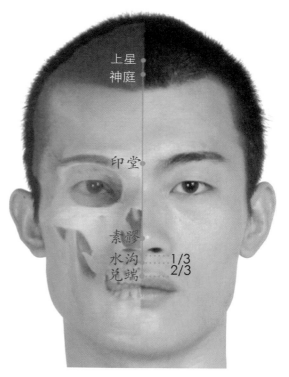

图 2-103 素髎—兑端、印堂

27. 兑端（Duìduān，GV27）

【国标定位】在面部，上唇结节的中点（图2-103）。

【其他定位】

（1）新世纪《经络腧穴学》：在面部，当上唇的尖端，人中沟下端的皮肤与唇的移行部。

（2）《杨甲三取穴经验》：上唇中点，黏膜与皮肤交点处。

【详解】

→取穴指南

以上各种定位基本一样。

→主治归纳

（1）局部主治：口歪、口噤、口臭、齿痛等口部病证。

（2）经脉主治：昏迷、晕厥、癫狂、癔症等神志病证。

【操作】向上斜刺0.2~0.3寸。

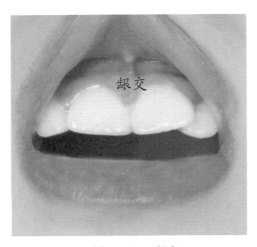

图2-104 龈交

28. 龈交（Yínjiāo，GV28）

【国标定位】在上唇内，上唇系带与上牙龈的交点（图2-104）。

【其他定位】

（1）新世纪《针灸学》：上唇系带与齿龈连接处。

（2）新世纪《经络腧穴学》：在上唇内，唇系带与上齿龈的相接处。

【详解】

→取穴指南

正坐仰头，提起上唇，于上唇系带与齿龈的移行处取穴。

→主治归纳

（1）局部主治：口歪、口噤、口臭、齿衄、齿痛、鼻衄、面赤颊肿等面口部病证。

（2）经脉主治：癫狂。

【操作】向上斜刺0.2~0.3寸；或点刺出血。

29. 印堂（Yìntáng，GV29）

【国标定位】在头部，两眉毛内侧端中间的凹陷中（图2-103）。

【其他定位】

（1）新世纪《针灸学》：在额部，两眉头的中间。

（2）新世纪《经络腧穴学》：在额部，当两眉头之中间。

【详解】

→取穴指南

以上各种定位基本一样。

→主治归纳

局部主治：①头痛，眩晕，失眠，小儿惊风；②鼻塞，鼻渊，鼻衄，眉棱骨痛，目痛。

【操作】提捏进针，从上向下平刺，或向左、右透刺攒竹、睛明等，深0.5~1寸。

十四、 任脉穴

1. 会阴（Huīyīn，CV1）

【国标定位】在会阴区，男性在阴囊根部与肛门连线的中点，女性在大阴唇后联合与肛门连线的中点（图2－105）。

【详解】

→主治归纳

（1）局部主治：①小便不利、遗尿、阴痛、阴痒、脱肛、阴挺、痔疮等前后二阴疾患；②遗精。

（2）经脉主治：①溺水窒息、昏迷、癫狂病等急危症、神志病证（与督脉衔接）；②月经不调（起于胞中）。

【操作】直刺0.5～1寸；孕妇慎用。

2. 曲骨（Qūgǔ，CV2）

【国标定位】在下腹部，耻骨联合上缘，前正中线上（图2－106）。

【详解】

→主治归纳

（1）局部主治：①小便不利，遗尿；②遗精、阳痿、阴囊湿痒等男科病证。

（2）经脉主治：月经不调、痛经、赤白带下等妇科经带病证。

【操作】直刺1～1.5寸；孕妇慎用。

3. 中极（Zhōngjí，CV3） 膀胱之募穴

【国标定位】在下腹部，脐中下4寸，前正中线上（图2－106）。

【其他定位】

（1）新世纪《针灸学》：前正中线上，脐下4寸。

（2）新世纪《经络腧穴学》：在下腹部，前正中线上，当脐中下4寸。

（3）《杨甲三取穴经验》：曲骨上1寸。

【详解】

→取穴指南

脐中至耻骨联合上缘是5寸，"脐中下4寸"就是耻骨联合上缘上1寸。

→主治归纳

（1）局部主治：①遗精、阳痿、不育等男科病证；②月经不调、崩漏、阴挺、阴痒、不孕、产后恶露不尽、带下等妇科病证。

（2）穴性主治：遗尿、小便不利、癃闭等泌尿系病证（膀胱之募穴）。

【操作】直刺1～1.5寸；孕妇慎用。

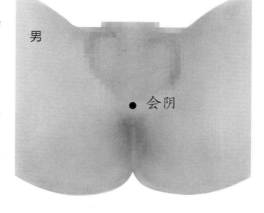
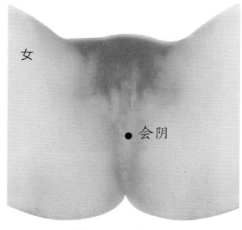

图2－105 会阴

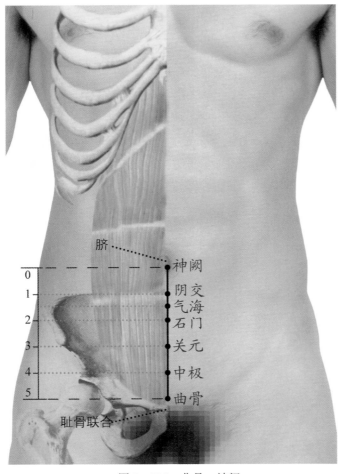

图 2 - 106　曲骨—神阙

4. 关元（Guānyuán，CV4）　小肠之募穴

【国标定位】在下腹部，脐中下 3 寸，前正中线上（图 2 - 106）。

【详解】

→取穴指南

脐中至耻骨联合上缘是 5 寸，"脐中下 3 寸"就是耻骨联合上缘上 2 寸。

→主治归纳

（1）局部主治：①五淋、尿血、尿闭、尿频等泌尿系病证；②遗精、阳痿、早泄、白浊等男科病；少腹疼痛，疝气；③月经不调、痛经、经闭、崩漏、带下、阴挺、恶露不尽、胞衣不下等妇科病证。

（2）穴性主治：腹泻、痢疾、脱肛、便血等肠腑病证（小肠之募穴）。

（3）其他主治：中风脱证、虚劳冷惫、羸瘦无力等元气虚损病证（全身强壮要穴之一）。

【操作】直刺 1~1.5 寸；多用灸法。孕妇慎用。

5. 石门（Shímén，CV5）　三焦之募穴

【国标定位】在下腹部，脐中下 2 寸，前正中线上（图 2 - 106）。

【详解】

→主治归纳

（1）局部主治：①腹胀、腹泻、痢疾、绕脐疼痛等肠腑病证；②遗精，阳痿；③奔豚气，疝气；④经闭、带下、崩漏、产后恶露不尽等妇科病证。

（2）穴性主治：水肿，小便不利（三焦之募穴）。

【操作】直刺 1~1.5 寸；孕妇慎用。

6. 气海（Qìhǎi，CV6）

【国标定位】在下腹部，脐中下 1.5 寸，前正中线上（图 2 - 106）。

【详解】

→主治归纳

（1）局部主治：①水谷不化、绕脐疼痛、腹泻、痢疾、便秘等肠腑病证；②小便不利，遗尿；③遗精，阳痿，疝气；④月经不调、痛经、经闭、崩漏、带下、阴挺、产后恶露不止、胞衣不下等妇产科病证。

（2）其他主治：虚脱、形体羸瘦、脏气衰惫、乏力等气虚病证。

【操作】直刺 1~1.5 寸；多用灸法。孕妇慎用。

7. 阴交（Yīnjiāo，CV7）

【国标定位】在下腹部，脐中下 1 寸，前正中线上（图 2 - 106）。

【详解】

→主治归纳

局部主治：①腹痛，疝气；②水肿，小便不利；③月经不调、崩漏、带下等妇科经带病证。

【操作】直刺1~1.5寸。孕妇慎用。

8. 神阙（Shénquè，CV8）

【国标定位】在脐区，脐中央（图2-106）。

【详解】

→主治归纳

（1）局部主治：①腹痛、腹胀、腹泻、痢疾、便秘、脱肛等肠腑病证；②水肿，小便不利。

（2）其他主治：虚脱、中风脱证等元阳暴脱。

【操作】一般不针，多用艾条灸或艾炷隔盐灸法。

9. 水分（Shuǐfēn，CV9）

【国标定位】在上腹部，脐中上1寸，前正中线上（图2-107）。

【详解】

→主治归纳

（1）局部主治：腹痛、腹泻、反胃吐食等胃肠病证。

（2）其他主治：水肿、小便不利等水液输布失常病证。

【操作】直刺1~1.5寸；水病多用灸法。

10. 下脘（Xiàwǎn，CV10）

【国标定位】在上腹部，脐中上2寸，前正中线上（图2-107）。

【详解】

→取穴指南

脐中至胸剑联合是8寸，"脐中上2寸"在脐中和胸剑联合连线的下1/4处。

→主治归纳

（1）局部主治：腹痛、腹胀、腹泻、呕吐、食谷不化、小儿疳积等脾胃病证。

（2）其他主治：痞块。

【操作】直刺1~1.5寸。

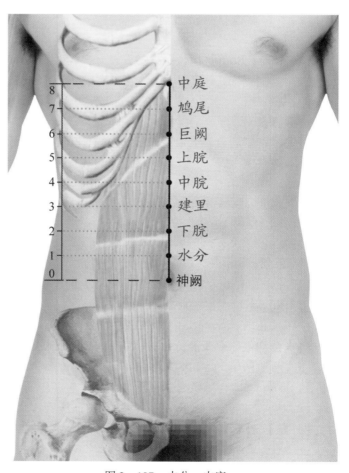

图2-107 水分—中庭

11. 建里（Jiànlǐ，CV11）

【国标定位】在上腹部，脐中上3寸，前正中线上（图2-107）。

【详解】

→取穴指南

脐中至胸剑联合是8寸，"脐中上3寸"在脐中和胸剑联合连线的中点下1寸。

→主治归纳

(1) 局部主治：胃痛、呕吐、食欲不振、腹胀、腹痛等脾胃病证。

(2) 其他主治：水肿。

【操作】直刺 1 ~ 1.5 寸。

12. 中脘（Zhōngwǎn，CV12）　胃之募穴；八会穴之腑会

【国标定位】在上腹部，脐中上 4 寸，前正中线上（图 2 - 107）。

【详解】

→取穴指南

脐中至胸剑联合是 8 寸，此穴在脐中和胸剑联合连线的中点。

→主治归纳

(1) 局部主治、穴性主治：胃痛、腹胀、纳呆、呕吐、吞酸、呃逆、小儿疳积等脾胃病证。

(2) 其他主治：①黄疸；②癫狂，脏躁。

【操作】直刺 1 ~ 1.5 寸。

13. 上脘（Shàngwǎn，CV13）

【国标定位】在上腹部，脐中上 5 寸，前正中线上（图 2 - 107）。

【详解】

→取穴指南

脐中至胸剑联合是 8 寸，此穴在脐中和胸剑联合连线的中点上 1 寸。

→主治归纳

(1) 局部主治：胃痛、呕吐、呃逆、腹胀等胃腑病证。

(2) 其他主治：癫痫。

【操作】直刺 1 ~ 1.5 寸。

14. 巨阙（Jùquè，CV14）　心之募穴

【国标定位】在上腹部，脐中上 6 寸，前正中线上（图 2 - 107）。

【详解】

→取穴指南

脐中至胸剑联合是 8 寸，此穴在脐中和胸剑联合连线的上 1/4 处。

→主治归纳

(1) 局部主治：呕吐，吞酸。

(2) 穴性主治：①胸痛，心悸；②癫狂痫（心之募穴）。

【操作】向下斜刺 0.5 ~ 1 寸；不可深刺，以免伤及肝脏。

15. 鸠尾（Jiūwěi，CV15）　络穴

【国标定位】在上腹部，剑胸结合下 1 寸，前正中线上（图 2 - 107）。

【详解】

→主治归纳

(1) 局部主治：腹胀，呃逆，胸痛。

(2) 其他主治：癫狂痫。

【操作】向下斜刺 0.5 ~ 1 寸。

16. 中庭（Zhōngtíng，CV16）

【国标定位】在胸部，剑胸结合中点处，前正中线上（图2-107）。

【详解】

→主治归纳

（1）局部主治：①胸腹胀满、噎膈、呕吐等胃气上逆病证；②心痛。

（2）经脉主治：梅核气。

【操作】平刺0.3~0.5寸。

17. 膻中（Dànzhōng，CV17） 心包募穴；八会穴之气会

【国标定位】在胸部，横平第4肋间隙，前正中线上（图2-108）。

【其他定位】

（1）新世纪《针灸学》：前正中线上，平第4肋间隙，或两乳连线与前正中线的交点处。

（2）新世纪《经络腧穴学》：在胸部，当前正中线上，平第4肋间，两乳头连线的中点。

（3）《杨甲三取穴经验》：在两乳之间，平第四肋间隙。

【详解】

→取穴指南

男性乳头在第4肋间隙，比较好确定；而女性乳头上下位移较大，难以作为膻中穴的取穴标志，在胸骨上部略呈高起的部位叫胸骨角，与胸骨角相平的肋骨为第2肋骨，向下数两肋，其下就是第4肋间隙，由此可确定膻中的位置。《国标》中没提"两乳头连线的中点"可能与乳头位置的不确定性有关。

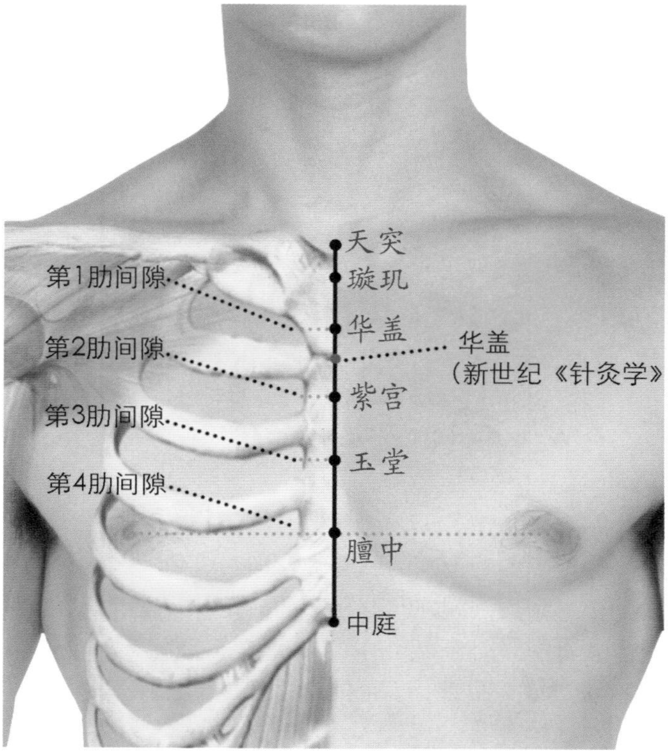

图2-108 膻中—天突

→主治归纳

（1）局部主治：产后乳少、乳痈、乳癖等胸乳病证。

（2）穴性主治：咳嗽、气喘、胸闷、心痛、噎膈、呃逆等胸中气机不畅的病证（八会穴之气会）。

【操作】平刺0.3~0.5寸。

18. 玉堂（Yùtáng，CV18）

【国标定位】在胸部，横平第3肋间隙，前正中线上（图2-108）。

【详解】

→取穴指南

在胸骨上部略呈高起的部位叫胸骨角，与胸骨角相平的肋骨为第2肋骨，其下为第2肋间隙，再向下1个肋间隙即为第3肋间隙。男性可以乳头所在的肋间隙为第4肋间隙，再上1个肋间隙即为第3肋间隙。

→主治归纳

局部主治：咳嗽、气喘、胸闷、胸痛、乳房胀痛、呕吐等气机不畅病证。

【操作】平刺 0.3 ~ 0.5 寸。

19. 紫宫（Zǐgōng，CV19）

【国标定位】在胸部，横平第 2 肋间隙，前正中线上（图 2 - 108）。

【详解】

→取穴指南

在胸骨上部略呈高起的部位叫胸骨角，与胸骨角相平的肋骨为第 2 肋骨，其下为第 2 肋间隙。

→主治归纳

局部主治：咳嗽，气喘，胸痛。

【操作】平刺 0.3 ~ 0.5 寸。

20. 华盖（Huágài，CV20）

【国标定位】在胸部，横平第 1 肋间隙，前正中线上（图 2 - 108）。

【其他定位】

（1）新世纪《针灸学》：前正中线上，胸骨角的中点处，平第 1 肋间隙。

（2）新世纪《经络腧穴学》：在胸部，当前正中线上，平第 1 肋间隙。

（3）《杨甲三取穴经验》：紫宫上 1 肋。

【详解】

→取穴指南

先摸到胸骨上部的凸起处，即胸骨角。与胸骨角正对的是第 2 肋骨，第 2 肋骨上部的间隙就是第 1 肋间隙，华盖穴就在与此相平的前正中线上。

新世纪《针灸学》中的"胸骨角的中点处"与"平第 1 肋间隙"是矛盾的，因为"胸骨角的中点处"正对第 2 肋骨，不可能"平第 1 肋间隙"。

→主治归纳

局部主治：咳嗽，气喘，胸痛。

【操作】平刺 0.3 ~ 0.5 寸。

21. 璇玑（Xuánjī，CV21）

【国标定位】在胸部，胸骨上窝下 1 寸，前正中线上（图 2 - 108）。

【其他定位】

（1）新世纪《针灸学》：前正中线上，胸骨柄的中央处。

（2）新世纪《经络腧穴学》：在胸部，当前正中线上，胸骨上窝中央下 1 寸。

（3）《杨甲三取穴经验》：华盖穴上 1 肋。

【详解】

→取穴指南

先找到胸骨上窝，再沿前正中线向下 1 寸即是该穴。

新世纪《针灸学》中的"胸骨柄的中央处"与其他定位有明显的不同。"胸骨柄的中央处"要比"胸骨上窝中央下 1 寸"低，离华盖穴（平第 1 肋间隙）太近。

→主治归纳

（1）局部主治：①咳嗽，气喘，胸痛；②咽喉肿痛。

（2）其他主治：食积。

【操作】平刺0.3~0.5寸。

22. 天突（Tiāntū，CV22）

【国标定位】在颈前区，胸骨上窝中央，前正中线上（图2-108）。

【详解】

→主治归纳

局部主治：①咳嗽、哮喘、胸痛、咽喉肿痛、暴喑等肺系病证；②瘿气、梅核气、噎膈等气机不畅病证。

【操作】先直刺0.2~0.3寸，然后将针尖向下，紧靠胸骨柄后方刺入1~1.5寸。必须严格掌握针刺的角度和深度，以防刺伤肺和有关动、静脉。

23. 廉泉（Liánquán，CV23）

【国标定位】在颈前区，喉结上方，舌骨上缘凹陷中，前正中线上（图2-109）。

【其他定位】

（1）新世纪《针灸学》：微仰头，在喉结上方，当舌骨体上缘的中点处。

（2）新世纪《经络腧穴学》：仰靠坐位，在颈部，当前正中线上，喉结上方，舌骨上缘凹陷处。

（3）《杨甲三取穴经验》：结喉与下颌中间。

【详解】

→取穴指南

在喉结上方，颈与下颌的交界处，能清楚地摸到舌骨，它的上缘凹陷即是廉泉穴。

→主治归纳

局部主治：中风失语、暴喑、吞咽困难、舌缓流涎、舌下肿痛、口舌生疮、喉痹等咽喉口舌病证。

【操作】向舌根斜刺0.5~0.8寸。

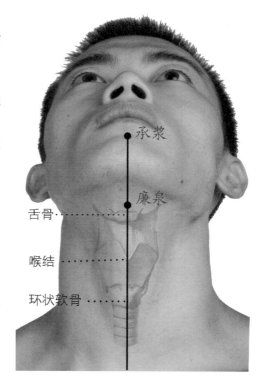

图2-109 廉泉、承浆

24. 承浆（Chéngjiāng，CV24）

【国标定位】在面部，颏唇沟的正中凹陷处（图2-109）。

【详解】

→主治归纳

（1）局部主治：①口歪、齿龈肿痛、流涎等口部病证；②暴喑。

（2）经脉主治：癫狂（与督脉衔接）。

【操作】平刺0.3~0.5寸。

第三部分　常用奇穴

一、头颈部穴

1. 四神聪（Sìshéncōng，EX – HN1）

【国标定位】在头顶部，百会前后左右各旁开1寸，共4穴（图3–1）。

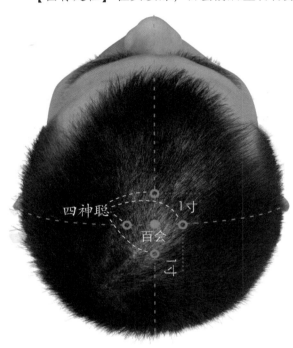

图3–1　四神聪

【详解】

→取穴指南

两耳尖直上，头顶正中的凹陷中取百会穴，百会穴前后左右各旁开1寸取四神聪。

→主治归纳

局部主治：头痛，眩晕，失眠，健忘，癫痫。

【操作】平刺0.5～0.8寸。

2. 当阳（Dāngyáng，EX – HN2）

【国标定位】在头部，瞳孔直上，前发际上1寸（图3–2）。

【详解】

→取穴指南

两目正视，瞳孔直上，入前发际1寸。

→主治归纳

局部主治：偏、正头痛，眩晕，目赤肿痛。

【操作】沿皮向上刺0.5～0.8寸。

3. 鱼腰（Yúyāo，EX – HN4）

【国标定位】正坐，或仰卧位。在额部，瞳孔直上，眉毛正中（图3–2）。

【详解】

→取穴指南

目正视，沿瞳孔直上，眉毛的正中即是。这里的"正中"主要是相对眉毛宽度的正中，而不是长度的正中。

→主治归纳

局部主治：目赤肿痛，目翳，眼睑下垂，眼睑瞤动，眉棱骨痛。

【操作】平刺0.3～0.5寸。

4. 球后（Qiúhòu，EX – NH7）

【国标定位】在面部，眶下缘外1/4与内3/4交界处（图3–2）。

【详解】

→取穴指南

先找到下眼眶上缘的中点，即正对瞳孔的下眼眶上缘，再找到眼外角，二者沿下眼眶上缘的中点即是该穴。

→主治归纳

局部主治：目疾。

【操作】选 30 号以上毫针，用押手将眼球推向上方，针尖沿眶下缘从外下向内上方，针身成弧形沿眼球刺向视神经方向 0.5～1 寸，刺入后不宜捻转，可轻度提插。

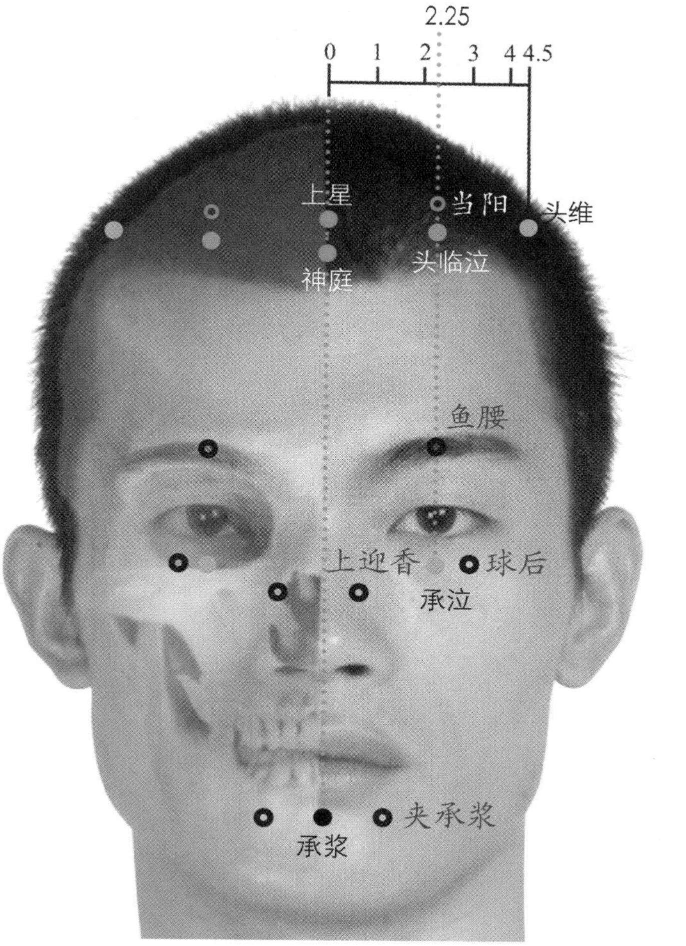

5. 上迎香（Shàngyíngxiāng，EX - HN8）

【国标定位】在面部，鼻翼软骨与鼻甲的交界处，近鼻唇沟上端处（图 3-2）。

【详解】

→取穴指南

用食指尖沿鼻唇沟向上摸。当摸到较硬的骨头时，即是"鼻甲"，它的下缘也就是鼻翼软骨与鼻甲的交界处即是该穴。

→主治归纳

（1）局部主治：鼻塞，鼻渊。

（2）其他主治：目赤肿痛，迎风流泪，头痛。

【操作】向内上方斜刺 0.3～0.5 寸。

6. 夹承浆（Jiáchéngjiāng）

【定位】在面部，承浆穴旁开 1 寸（图 3-2）。

【详解】

→主治归纳

局部主治：牙龈肿痛，口歪。

【操作】斜刺或平刺 0.3～0.5 寸，可灸。

7. 太阳（Tàiyáng，EX - HN5）

【国标定位】在头部，眉梢与目外眦之间，向后约一横指的凹陷中（图 3-3）。

【其他定位】

（1）五版《针灸学》：眉梢与目外眦之间，向后约 1 寸处的凹陷中。

（2）新世纪《经络腧穴学》：正坐或侧伏坐位。在额部，当眉梢与目外眦之间，向后约一横指的凹陷处。

【详解】

→取穴指南

"向后约 1 寸处的凹陷中"的"1 寸"用手指同身寸比量。"向后约一横指的凹陷中"的"一横指"应说清楚是拇指。

图 3-2　头前面奇穴

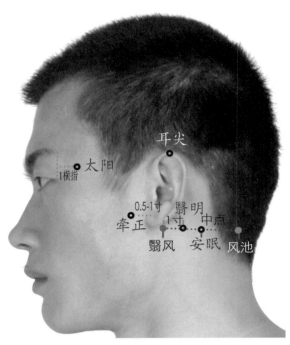

图 3 - 3 头侧面部奇穴

→主治归纳

局部主治：头痛，目疾，齿痛，面痛。

【操作】直刺或斜刺 0.3 ~ 0.5 寸，或用三棱针点刺出血。

8. 耳尖（Ěrjiān，EX - HN6）

【国标定位】在耳区，在外耳轮的最高点（图3 - 3）。

【详解】

→取穴指南

折耳向前时，耳郭上方的尖端处。

→主治归纳

局部主治：目赤肿痛，目翳，麦粒肿，咽喉肿痛。

【操作】直刺 0.1 ~ 0.2 寸；或用三棱针点刺出血。

9. 翳明（Yìmíng，EX - HN14）

【国标定位】在颈部，翳风穴后 1 寸（图 3 - 3）。

【详解】

→主治归纳

局部主治：目疾，耳鸣，失眠，头痛。

【操作】直刺 0.5 ~ 1 寸。

10. 牵正（Qiānzhèng）

【定位】在面颊部，耳垂前 0.5 ~ 1 寸处（图 3 - 3）。

【详解】

→主治归纳

局部主治：口歪，口疮。

【操作】向前斜刺 0.5 ~ 0.8 寸。

11. 安眠（Ānmián）

【国标定位】在项部，当翳风与风池连线的中点（图 3 - 3）。

【详解】

→主治归纳

（1）局部主治：①失眠，头痛，眩晕；②癫狂（精神分裂症）。

（2）其他主治：心悸。

【操作】直刺 0.8 ~ 1.2 寸。

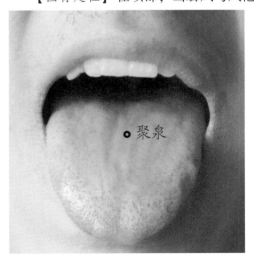

图 3 - 4 聚泉

12. 聚泉（Jùquán，EX - HN10）

【国标定位】在口腔内，舌背正中缝的中点处（图 3 - 4）。

【详解】

→主治归纳

（1）局部主治：舌强，舌缓，食不知味。

（2）其他主治：消渴，气喘。

【操作】直刺 0.1～0.2 寸，或用三棱针点刺出血。

13. 海泉（Hǎiquán，EX－HN11）

【国标定位】在口腔内，舌下系带中点处（图 3－5）。

【详解】

→主治归纳

（1）局部主治：舌体肿胀，舌缓不收。

（2）其他主治：消渴。

【操作】用圆利针或细三棱针点刺出血。

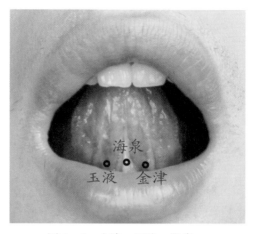

图 3－5　金津、玉液、海泉

14. 金津（Jīnjīn，EX－HN12）

【国标定位】在口腔内，舌下系带左侧的静脉上（图3－5）。

【详解】

→主治归纳

（1）局部主治：舌强不语，舌肿，口疮。

（2）其他主治：呕吐，消渴。

【操作】点刺出血。

15. 玉液（Yùyè，EX－HN13）

【国标定位】在口腔内，舌下系带右侧的静脉上（图3－5）。

【详解】

→主治归纳

（1）局部主治：舌强不语，舌肿，口疮。

（2）其他主治：呕吐，消渴。

【操作】点刺出血。

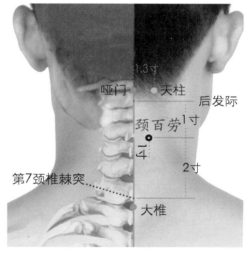

图 3－6　颈百劳

16. 颈百劳（Jǐngbǎiláo，EX－HN15）

【国标定位】在颈部，第 7 颈椎棘突直上 2 寸，后正中线旁开 1 寸（图 3－6）。

【详解】

→主治归纳

（1）局部主治：颈项强痛。

（2）其他主治：咳嗽，气喘，骨蒸潮热，盗汗。

【操作】直刺 0.5～1 寸。

17. 内迎香（Nèiyíngxiāng，EX－HN9）

【国标定位】在鼻孔内，鼻翼软骨与鼻甲的交界的黏膜上（图3－7）。

【详解】

→取穴指南

在上迎香相对处的黏膜上。

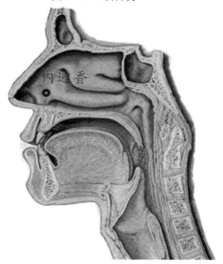

图 3－7　内迎香

→主治归纳

局部主治：鼻疾，目赤肿痛。

【操作】用三棱针点刺出血，有出血体质者忌用。

二、 胸腹部穴

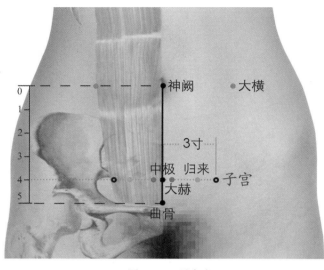

图3-8　子宫穴

子宫（Zǐgōng，EX-CA1）

【国标定位】在下腹部，脐中下4寸，前正中线旁开3寸（图3-8）。

【详解】

→取穴指南

天枢与大横之间，耻骨联合上缘上1寸。

→主治归纳

局部主治：子宫脱垂，不孕，痛经，崩漏，月经不调。

【操作】直刺0.8~2寸；可灸。

三、 背部穴

1. 定喘（Dìngchuǎn，EX-B1）

【国标定位】在脊柱区，横平第7颈椎棘突下，后正中线旁开0.5寸（图3-9）。

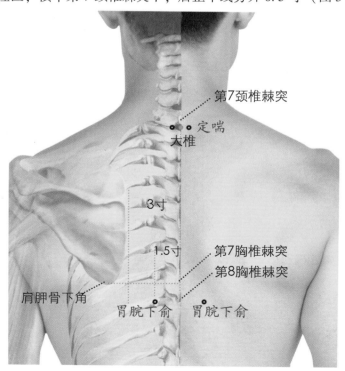

图3-9　定喘、胃脘下俞

【详解】

→取穴指南

先找到第 7 颈椎棘突（低头，颈部最高的棘突），它的下缘旁开 0.5 寸即是该穴。

→主治归纳

局部主治：①哮喘，咳嗽；②落枕，肩背痛，上肢疼痛不举。

【操作】直刺，或偏向内侧，0.5~1 寸。

2. 胃脘下俞（Wèiwǎnxiàshù，EX – B3）

【国标定位】在脊柱区，横平第 8 胸椎棘突下，后正中线旁开 1.5 寸（图3–9）。

【详解】

→取穴指南

先找到肩胛骨下角，与此相平的棘突即是第 7 胸椎棘突，再下一个棘突为第 8 胸椎棘突。第 8 胸椎棘突下缘旁开 1.5 寸即是胃脘下俞，这里的 1.5 寸为后正中线至肩胛骨脊柱缘的一半。

→主治归纳

（1）局部主治：胃痛，腹痛，胸胁痛。

（2）其他主治：消渴，胰腺炎。

【操作】向内斜刺 0.3~0.5 寸。

3. 夹脊（Jiájǐ，EX – B2）

【国标定位】在脊柱区，第 1 胸椎至第 5 腰椎棘突下，后正中线旁开 0.5 寸，一侧 17 个穴位（图 3–10）。

【详解】

→主治归纳

（1）胸 1~5 夹脊：心肺、胸部疾病，上肢疾病。

（2）胸 6~12 夹脊：胃肠、脾、肝胆病。

（3）腰 1~5 夹脊：①腰、骶、小腹部疾病；②下肢疼痛。

【操作】稍向内斜刺 0.5~1 寸，待有麻胀感即停止进针，严格掌握进针的角度及深度，防止损伤内脏或引起气胸。

4. 痞根（Pǐgēn，EX – B4）

【国标定位】在腰区，当第 1 腰椎棘突下，后正中线旁开 3.5 寸（图 3–11）。

【详解】

→取穴指南

先找到第 4 腰椎棘突（平髂嵴上缘），向上数到第 1 腰椎棘突。也可先找到第 7 胸椎棘突（与肩胛骨下角相平），向下数到第 1 腰椎棘突。第 1 腰椎棘突下缘旁开 3.5 寸，即是痞根穴。肩胛骨脊柱缘的竖直线是旁开中线 3 寸，再旁开 0.5 寸即是 3.5 寸。

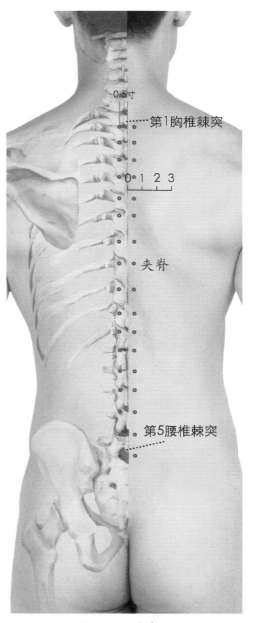

0.5寸

第1胸椎棘突

0 1 2 3

夹脊

第5腰椎棘突

图 3 – 10 夹脊

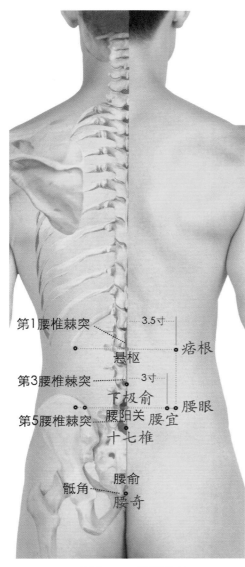

第1腰椎棘突
3.5寸
痞根
悬枢
第3腰椎棘突
3寸
下极俞
腰眼
第5腰椎棘突
腰阳关 腰宜
十七椎
腰俞
骶角
腰奇

图 3 – 11　腰部奇穴

→主治归纳

（1）局部主治：腰痛。

（2）其他主治：痞块，癥瘕。

【操作】直刺 0.5 ~ 1 寸。

5. 下极俞（Xiàjíshù，EX – B5）

【国标定位】在腰区，第 3 椎腰棘突下（图 3 – 11）。

【详解】

→取穴指南

先找到第 4 腰椎棘突（第 4 腰椎棘突平髂嵴上缘），向上数到第 3 腰椎棘突。也可先找到第 7 胸椎棘突（与肩胛骨下角相平），向下数到第 12 胸椎棘突，它的下面即是第 1 腰椎棘突，再数到第 3 腰椎棘突。第 3 腰椎棘突下缘即是下极俞。

→主治归纳

局部主治：①腰痛；②小便不利，遗尿。

【操作】直刺 0.5 ~ 1 寸。

6. 腰宜（Yāoyí，EX – B6）

【国标定位】在腰区，横平第 4 腰椎棘突下，后正中线旁开约 3 寸凹陷中（图 3 – 11）。

【详解】

→取穴指南

先找到第 4 腰椎棘突（平髂嵴上缘），它的下缘再旁开 3 寸即是该穴。

→主治归纳

局部主治：①腰痛；②尿频；③月经不调，带下。

【操作】直刺 0.5 ~ 1 寸。

7. 腰眼（Yāoyǎn，EX – B7）

【国标定位】在腰区，横平第 4 腰椎棘突下，后正中线旁开约 3.5 寸凹陷中（图 3 – 11）。

【详解】

→取穴指南

先找到第 4 腰椎棘突（平髂嵴上缘），它的下缘再旁开 3.5 寸即是该穴。直立时，约横平腰阳关两侧呈现的圆形凹陷中。

→主治归纳

局部主治：①腰痛；②尿频；③月经不调，带下。

【操作】直刺 0.5 ~ 1 寸。

8. 十七椎（Shíqīzhuī，EX – B8）

【国标定位】在腰区，第 5 腰椎棘突下凹陷中（图 3 – 11）。

【详解】

→取穴指南

先找到第 4 腰椎棘突（平髂嵴上缘），它的下面就是第 5 腰椎棘突。第 5 腰椎棘突下缘即是该穴。

也就是腰阳关下一个棘突。

→主治归纳

局部主治：①腰骶痛；②痛经，崩漏，月经不调，遗尿。

【操作】直刺0.5~1寸。

9. 腰奇（Yāoqí，EX – B9）

【国标定位】在骶区，尾骨端直上2寸，骶角之间凹陷中（图3 – 11）。

【详解】

→取穴指南

臀裂正上方的小凹陷即骶管裂孔，骶管裂孔略下（约0.5寸）即是骶角之间的凹陷，也就是腰奇穴。

→主治归纳

（1）局部主治：便秘。

（2）其他主治：癫痫，失眠，头痛。

【操作】向上平刺1~1.5。

四、 上肢穴

1. 肘尖（Zhǒujiān，EX – UE1）

【国标定位】在肘后区，屈肘，尺骨鹰嘴的尖端（图3 – 12）。

【详解】

→主治归纳

痈疽，疔疮瘰疬。

【操作】灸。

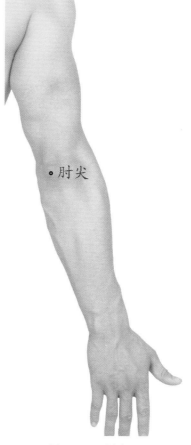

图3 – 12 肘尖

2. 二白（Èrbái，EX – UE2）

【国标定位】在前臂前区，腕掌侧远端横纹上4寸，桡侧腕屈肌腱两侧，一肢2穴（图3 – 13）。

【详解】

→取穴指南

屈腕，显现两条肌腱（桡侧腕屈肌腱和掌长肌腱），其中一个穴点在间使穴上1寸，两肌腱之间，另一穴点在桡侧腕屈肌腱的桡侧。

→主治归纳

（1）局部主治：前臂痛。

（2）其他主治：①胸胁痛；②痔疮，脱肛。

【操作】直刺0.5~0.8寸。

3. 中泉（Zhōngquán，EX – UE3）

【国标定位】在前臂后区，腕背侧远端横纹上，指总伸肌腱桡侧的凹陷中（图3 – 14）。

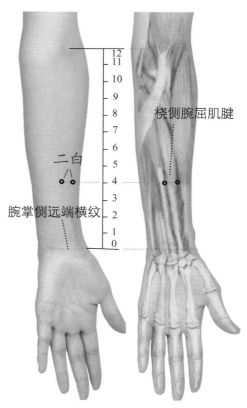

图3 – 13 二白

【详解】

→取穴指南

在腕背侧远端横纹正中略偏桡侧的凹陷中。

→主治归纳

（1）局部主治：掌中热。

（2）其他主治：①胸胁胀满，咳嗽，气喘，心痛；②胃脘疼痛。

【操作】直刺 0.3～0.5 寸。

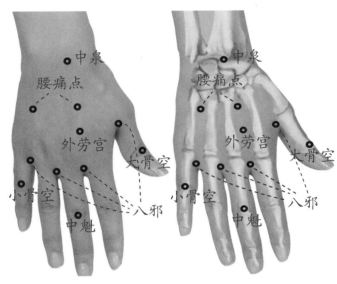

图 3 – 14 手背部奇穴

4. 中魁（Zhōngkuí，EX – UE4）

【国标定位】在手指，中指背面，近侧指间关节的中点（图 3 – 14）。

【详解】

→主治归纳

①牙痛，鼻出血；②噎膈，翻胃，呕吐。

【操作】直刺 0.2～0.3 寸。

5. 大骨空（Dàgǔkōng，EX – UE5）

【国标定位】在手指，拇指背面，指间关节的中点（图 3 – 14）。

【详解】

→主治归纳

①目痛，目翳；②吐血，衄血。

【操作】灸。

6. 小骨空（Xiǎogǔkōng，EX – UE6）

【国标定位】在手指，小指背面，近侧指间关节的中点（图 3 – 14）。

【详解】

→主治归纳

目赤肿痛，目翳，咽喉肿痛。

【操作】灸。

7. 腰痛点（Yāotòngdiǎn，EX – UE7）

【国标定位】在手背，当第 2、3 掌骨间及第 4、5 掌骨间，在腕背侧远端横纹与掌指关节中点处，一手 2 穴（图 3 – 14）。

【详解】

→主治归纳

急性腰扭伤。

【操作】直刺 0.3～0.5 寸。

8. 外劳宫（Wàiláogōng，EX – UE8）

【国标定位】在手背，第 2、3 掌骨间，掌指关节后约 0.5 寸凹陷中（图 3 – 14）。

【详解】

→取穴指南

与劳宫前后相对。

→主治归纳

（1）局部主治：手指麻木、屈伸不利。

（2）其他主治：落枕。

【操作】直刺 0.5～0.8 寸。

9. 八邪（Bāxié，EX - UE9）

【国标定位】在手背，第 1～5 指间，指蹼缘后方赤白肉际处，左右共 8 穴（图 3 - 14）。

【详解】

→取穴指南

微握拳，第 1～5 指间缝纹端凹陷中，其中第 4、5 指间穴是液门。

→主治归纳

（1）局部主治：手背肿痛，手指麻木。

（2）其他主治：①毒蛇咬伤；②烦热，目痛。

【操作】向下斜刺 0.5～0.8 寸；或点刺出血。

10. 四缝（Sìfèng，EX - UE10）

【国标定位】在手指，在第 2～5 指掌面的近侧指间关节横纹的中央，一手 4 穴（图 3 - 15）。

【详解】

→主治归纳

小儿疳积；百日咳。

【操作】直刺 0.1～0.2 寸，挤出少量黄白色透明黏液或出血。

11. 十宣（Shíxuān，EX - UE11）

【国标定位】在手指，十指尖端，距指甲游离缘 0.1 寸，左右共 10 穴（图 3 - 15）。

【详解】

→取穴指南

在手指，十指尖端取穴，其中中指尖端穴点是中冲。

→主治归纳

①昏迷，高热，晕厥，中暑，癫痫；②咽喉肿痛。

【操作】直刺 0.1～0.2 寸，或用三棱针点刺出血。

12. 肩前（Jiānqián）

【定位】在肩部，正坐垂臂，当腋前皱襞顶端与肩髃连线的中点（图 3 - 16）。

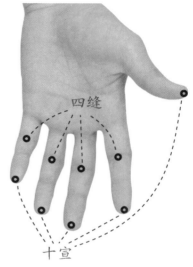

图 3 - 15　四缝、十宣

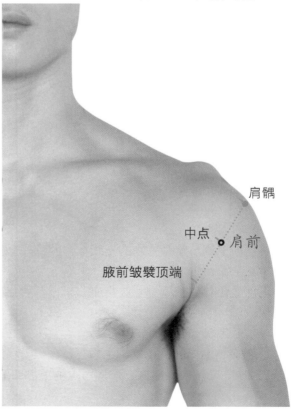

图 3 - 16　肩前

【详解】

→主治归纳

局部主治：肩臂痛，臂不能举（肩周炎）。

【操作】直刺 1～1.5 寸。

五、 下肢穴

1. 髋骨（Kuāngǔ，EX－LE1）

【国标定位】在股前区，梁丘两旁各 1.5 寸，一肢 2 穴（图 3－17）。

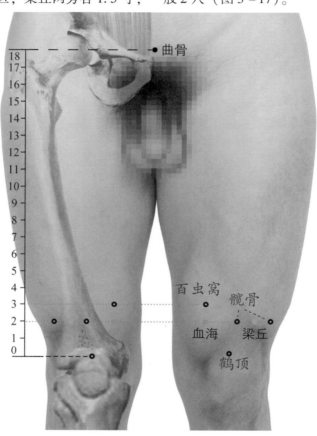

图 3－17　髋骨、鹤顶、百虫窝

【详解】

→取穴指南

在髂前上棘与髌骨外缘的连线上，髌骨外上缘上 2 寸取梁丘穴，梁丘两旁各 1.5 寸就是髋骨穴。

→主治归纳

局部主治：鹤膝风，下肢痿痹。

【操作】直刺 0.5～1 寸。

2. 鹤顶（Hèdǐng，EX－LE2）

【国标定位】在膝前区，髌底中点的上方凹陷中。

【详解】

→主治归纳

局部主治：膝关节酸痛，腿足无力，鹤膝风。

【操作】直刺 0.5~8 寸。

3. 百虫窝（Bǎichóngwō，EX - LE3）

【国标定位】在股前区，髌底内侧端上 3 寸（图 3 - 17）。

【详解】

→取穴指南

屈膝，血海穴上 1 寸。

→主治归纳

①皮肤瘙痒，风疹，湿疹，疮疡；②蛔虫病。

【操作】直刺 0.5~1 寸。

4. 内膝眼（Nèixīyǎn，EX - LE4）

【国标定位】在膝部，髌韧带内侧凹陷处的中央（图 3 - 18）。

【详解】

→取穴指南

与犊鼻内外相对。

→主治归纳

局部主治：膝肿痛。

【操作】从前内向后外与额状面成 45° 角斜刺 0.5~1 寸。

5. 阑尾（Lánwěi，EX - LE7）

【国标定位】在小腿外侧，髌韧带外侧凹陷下 5 寸，胫骨前嵴外一横指（中指）（图 3 - 18）。

【其他定位】

（1）新世纪《经络腧穴学》：正坐或仰卧屈膝。在小腿前侧上部，当犊鼻下 5 寸，胫骨前缘旁开一横指。

（2）五版《针灸学》：足三里穴下约 2 寸处。

【详解】

→取穴指南

髌韧带外侧凹陷（犊鼻）至外踝尖是 16 寸，犊鼻下 5 寸实际上就是犊鼻至外踝尖上 1/4 处再下 1 寸。

→主治归纳

急、慢性阑尾炎。

【操作】直刺 1~1.5 寸。

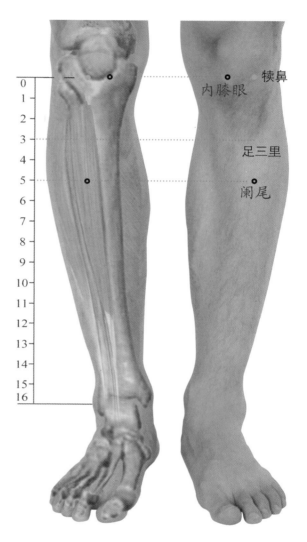

图 3 - 18　内膝眼、阑尾

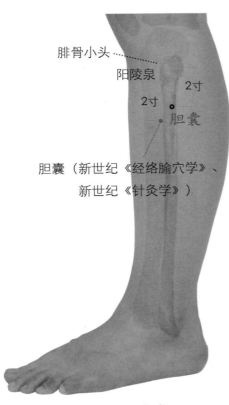

腓骨小头……

阳陵泉

2寸

2寸　·胆囊

胆囊（新世纪《经络腧穴学》、

新世纪《针灸学》）

图 3 - 19　胆囊

6. 胆囊（Dǎnnáng，EX – LE6）

【国标定位】 在小腿外侧，腓骨小头直下 2 寸（图 3 – 19）。

【其他定位】

（1）新世纪《针灸学》：在小腿外侧上部，当腓骨小头前下方凹陷处（阳陵泉）直下 2 寸。

（2）新世纪《经络腧穴学》：正坐或侧卧位。在小腿外侧上部，当腓骨小头前下方凹陷处（阳陵泉）直下 2 寸。

【详解】

→取穴指南

新世纪《针灸学》和《经络腧穴学》中该穴的定位是"阳陵泉直下 2 寸"，而《国标》中该穴的定位是"腓骨小头直下 2 寸"，二者有所不同。胆囊穴应该仍在胆经上即腓骨前缘，所以"阳陵泉直下 2 寸"更客观、正确。

→主治归纳

急、慢性胆囊炎，胆石症，胆绞痛，胆道蛔虫症。

【操作】 直刺 1 ~ 1.5 寸。

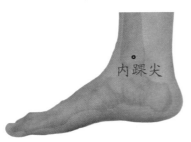

内踝尖

图 3 - 20　内踝尖

7. 内踝尖（Nèihuáijiān，EX – LE8）

【国标定位】 在踝区，内踝的最凸起处（图 3 – 20）。

【详解】

→主治归纳

①乳蛾，齿痛，小儿不语；②霍乱转筋。

【操作】 禁刺，可灸。

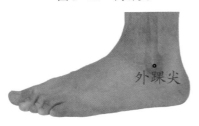

外踝尖

图 3 - 21　外踝尖

8. 外踝尖（Wàihuáijiān，EX – LE9）

【国标定位】 在踝区，外踝的最凸起处（图 3 – 21）。

【详解】

→主治归纳

（1）局部主治：脚外侧转筋。

（2）其他主治：①十指拘急，脚气；②齿痛，重舌。

【操作】 禁刺，可灸。

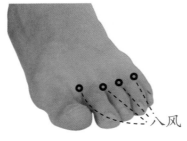

八风

图 3 - 22　八风

9. 八风（Bāfēng，EX – LE10）

【国标定位】 在足背，第 1 ~ 5 趾间，趾蹼缘后方赤白肉际处，左右共 8 穴（图 3 – 22）。

【详解】

→取穴指南

足背各趾缝端凹陷中，左右共 8 穴。其中 1 与 2，2 与 3，4 与 5 趾间穴点即行间、内庭、侠溪。

→主治归纳

（1）局部主治：趾痛，足跗肿痛。

（2）其他主治：毒蛇咬伤，脚气。

【操作】斜刺 0.5~0.8 寸；或用三棱针点刺出血。

10. 独阴（Dúyīn，EX – LE11）

【国标定位】在足底，第 2 趾的远端趾间关节横纹的中点（图 3 – 23）。

【详解】

→主治归纳

①胸胁痛，卒心痛，呕吐；②胞衣不下，月经不调，疝气。

【操作】直刺 0.1~0.2 寸。孕妇禁用。

11. 气端（Qìduān，EX – LE12）

【国标定位】在足趾，十趾端的中央，距趾甲游离端 0.1 寸，左右各 10 穴（图 3 – 23）。

【详解】

→主治归纳

（1）局部主治：足趾麻木，足背红肿疼痛。

（2）其他主治：卒中。

【操作】直刺 0.1~0.2 寸。

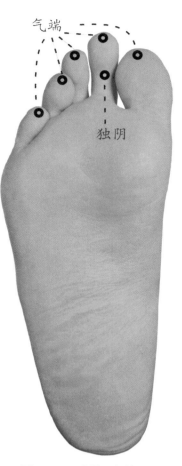

图 3 – 23　独阴、气端

附1 穴名索引

附 2 最新国家标准耳穴图

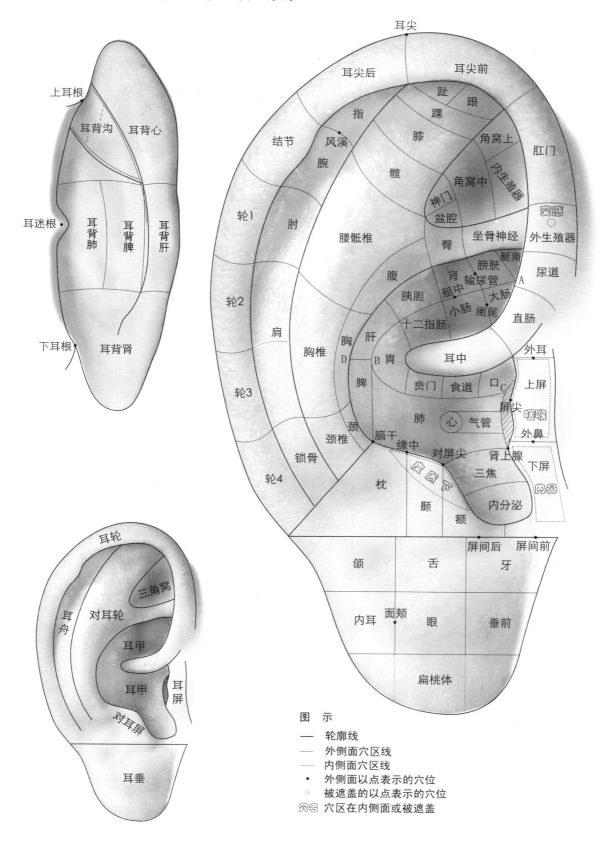

图 示
—— 轮廓线
— 外侧面穴区线
······ 内侧面穴区线
• 外侧面以点表示的穴位
⊙ 被遮盖的以点表示的穴位
穴名 穴区在内侧面或被遮盖

附3 最新国家标准头针穴线图

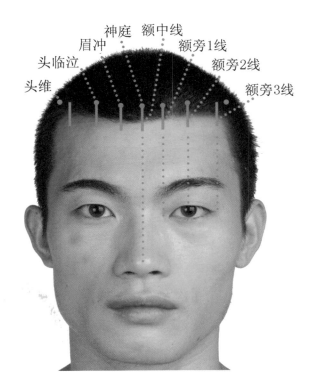

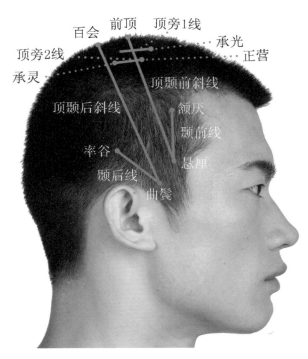

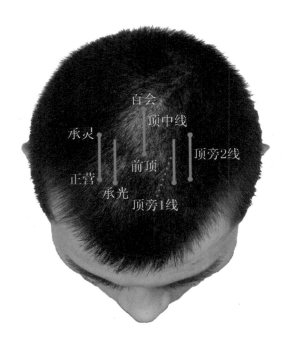

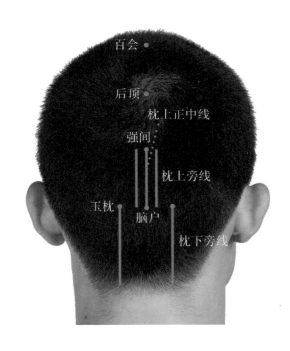